高职高专医学院校“十二五”规划校本实训教程

河南省新闻出版局重点图书

口腔医学实训教程

KOUQIANG YIXUE SHIXUN JIAOCHENG

熊均平　陈峻岭　主编

郑州大学出版社
郑州

图书在版编目(CIP)数据

口腔医学实训教程/熊均平,陈峻岭主编.—郑州:郑州大学出版社,2012.3(2013.8重印)
高职高专医学院校"十二五"规划校本实训教程
ISBN 978-7-5645-0708-4

Ⅰ.①口… Ⅱ.①熊…②陈… Ⅲ.①口腔科学-高等职业教育-教材 Ⅳ.①R78

中国版本图书馆 CIP 数据核字(2012)第 038747 号

郑州大学出版社出版发行
郑州市大学路 40 号　　邮政编码:450052
出版人:王　锋　　发行部电话:0371-66658411
全国新华书店经销
河南省公安厅文印中心印制
开本:787 mm×1 092 mm　1/16
印张:15
字数:339 千字
版次:2012 年 4 月第 1 版　　印次:2013 年 8 月第 2 次印刷

书号:ISBN 978-7-5645-0708-4　　定价:36.00 元

高职高专医学院校“十二五”规划校本实训教程
河南省新闻出版局重点图书

口腔医学实训教程

高职高专医学院校“十二五”规划校本实训教程
河南省新闻出版局重点图书

《口腔医学实训教程》编委名单

主　编　熊均平　陈峻岭

副主编　杨　旭　付宜静　孔亚阁　付昌平

编　委　（以姓氏笔画为序）

王德飞　孔亚阁　付昌平　付宜静
杨　旭　杨转红　吴泽秀　陈峻岭
赵树娟　赵高清　崔　丽　梁　源
傅　凯　熊均平

高职高专医学院校“十二五”规划校本实训教程
河南省新闻出版局重点图书

前 言

口腔医学专业具有实践性、操作性强的特点。高职高专口腔医学专业的培养目标是培养高技能应用型人才。在教学过程中结合国家口腔执业医师资格考试,要求学生在掌握基本理论的基础上,更注重实训操作。因此实训教学对于完成口腔医学学科的学习目标,掌握口腔基本技能具有十分重要的作用。因此,我们尝试编写了供教师教学和学生学习使用的指导教材——《口腔医学实训教程》。

《口腔医学实训教程》精选口腔医学专业基础课和专业课的基本临床操作,涵盖了口腔医学课程体系各门学科的实训,共包括9大模块,125个实训项目,按照《国家执业医师资格考试实践技能应试指南》要求,参考人民卫生出版社出版的第三版《口腔医学实验教程》及第二版全国高职高专卫生部规划口腔医学专业系列教材,在各门学科实训指导的基础上编写,吸取其中的优点,加强对学生基本功要求的落实。为了客观评价学生实训操作的效果,每项实训操作后有相应的分值,可以供教师和学生进行评价。

由于编者水平有限,时间仓促,书中难免有不足之处,敬请广大读者批评指正,以便在修订时进一步完善。

编 者

2011年12月

高职高专医学院校“十二五”规划校本实训教程
河南省新闻出版局重点图书

《口腔医学实训教程》目 录

第一章　口腔解剖生理学

实训一　牙体测量和牙体形态雕塑方法

【目的和要求】

1. 学会牙体测量和使用游标卡尺。

2. 学会握刀方法和雕塑要领。

【实训内容】

1. 牙体测量。

2. 牙体形态雕塑。

【实训器材】

上颌中切牙、游标卡尺、大小雕刻刀、小蜡刀、铅板或纸板、雕刻蜡块、红蜡条、酒精灯、雕刻器一套等。

【方法与步骤】

(一)牙体测量的主要项目和方法

1. 全长　从牙切缘或牙尖顶至牙根尖的垂直距离。

2. 冠长　从牙切缘或牙尖顶至颈缘最低点之间的垂直距离。

3. 根长　从颈缘的最低点至根尖的垂直距离。此项一般不需测量,用牙体全长减去冠长即是根长。

4. 冠宽　牙冠近、远中面上最突点(接触点)之间的水平距离。

5. 冠厚　牙体唇(颊)面与舌面最突点之间的水平距离。

6. 颈宽　唇(颊)面颈缘处与远、近中缘相交点之间的水平距离。

7. 颈厚　牙冠唇(颊)面与舌面颈缘上最低点的水平距离。

8. 近、远中面上的颈曲度　从近中面或远中面颈缘在唇侧和舌侧缘交点的连线与颈缘最凹点之间的垂直距离。

(二)牙体形态雕塑的基本方法

1. 减蜡法(雕刻法)　按一定程序切除多余的蜡,使雕刻成符合要求的解剖形态。

第一种握刀法(竖切法)和切东西时的握刀法同,即示指按于刀背,其余四指平握刀柄,手掌的小部分也可以压着刀柄的远端。此种握刀法多在切蜡时使用(图1-1)。

第二种握刀法（横削法）是将刀柄全部握在第二、第三、第四、第五指内，刀的根部拿于示指的二、三指间关节处。用刀时，刀口向着雕刻者，对准雕刻物。同时，用另一手握着雕刻物，并以握刀手的拇指顶着雕刻物作支点。这种握刀法多在修切牙冠各面时使用（图 1–2）。

第三种握刀法（握笔法）是最常用的一种方法，和拿钢笔的方法相似，主要握刀的手指是拇指、示指和中指，而无名指和小指总是用来顶着雕刻物作支点，这种握刀法是作比较细微的雕刻时使用（图 1–3）。根据需要刀口可以向下，也可以向上。若是作细微的雕刻时，则中指将成为主要的支点。

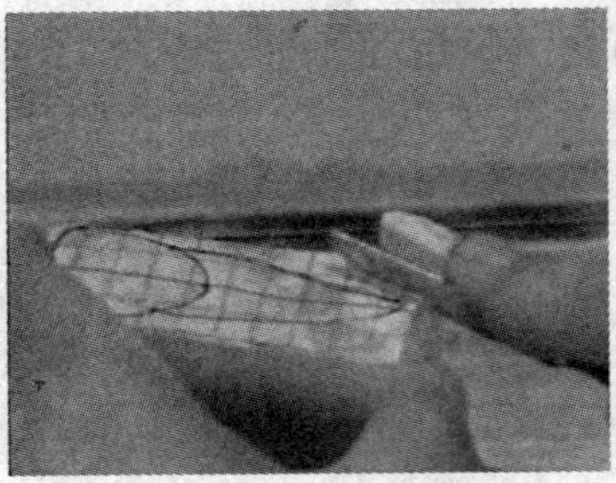

图 1–1 竖切法

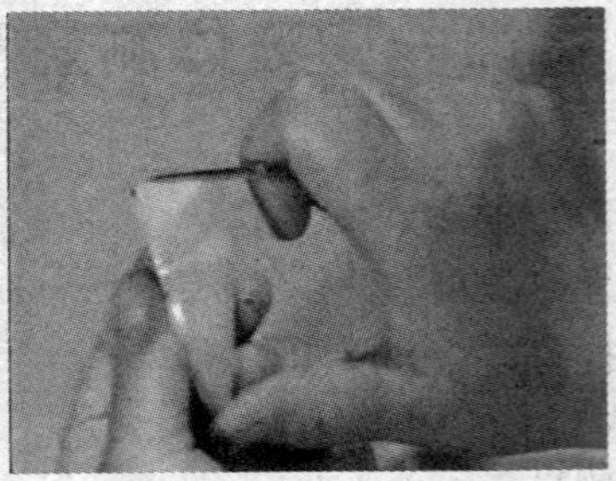

图 1–2 横削法

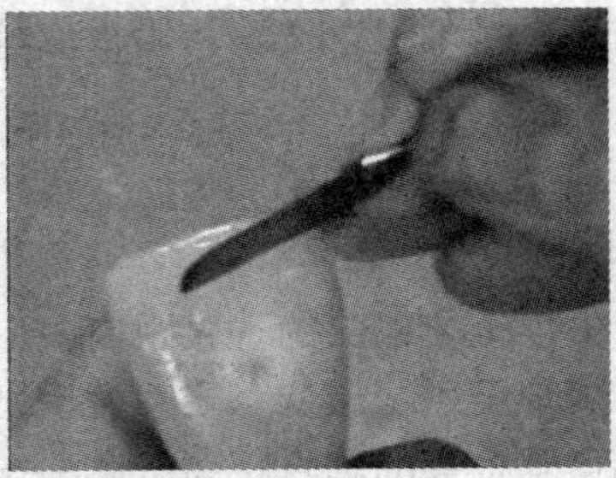

图 1–3 握笔法

雕刻时注意以下事项。

（1）雕牙时必须熟知该牙的解剖形态，按照比例进行操作。

（2）握刀时必须注意支点的稳定，只有支点稳定用刀的力量才有节制，以防刀滑误伤另一只手。

（3）在进行雕刻时，应先将白帕铺在桌上，再将玻璃板放在白帕上。整个切割的过程，均应在玻板上操作，以免损坏桌面。

（4）在蜡面上绘图前，应先清洁蜡面并整理光洁后再用铅笔画图，但用力不宜过大。

（5）雕刻时，注意刀刃应斜一些，若刻得浅则平一些。

（6）在雕刻过程中，应养成不用口吹粉末的良好习惯，可以用手轻轻拍打蜡块，则粉末自去。因为将来的工作对象是患者，不可能用口吹。

(7)若刀不锋利应予磨利,磨刀的方法与磨解剖刀相同。

(8)桌面及各种用具(工具)应保持清洁,雕刻下来的碎屑,应放在白帕内,到一定量时集中放到指定地点。实训结束应将桌面及工(用)具擦干净。

2. 堆蜡法(塑牙法) 根据牙的外形,按一定顺序加蜡,堆成正确的解剖外形。为使学生熟练掌握塑牙方法,在做牙模堆塑前,必须反复进行基本方法练习。

(1)进行各种图形练习 将雕刻器在火上烤热,立即置于蜡上,粘带适量的蜡液,作多种图形(如三角形、方形、圆形、曲线等)的线状堆蜡法练习,以便在牙模上作各种嵴、沟的形成。

(2)直立堆的练习 直立蜡堆的形成是堆牙尖的关键,在堆塑牙模前,必须在铅板或硬纸板上作直立堆蜡练习。操作过程中,应注意支点的应用和较熟练地使用雕刻器。

将雕刻器在火上烤 1 min 左右,立即置于蜡上并粘带适量的蜡液,然后将雕刻器竖直使蜡缓缓往尖端流,当液态蜡在尖端呈水滴状时,立即置铅板上,同时轻轻做小圆圈运动,待蜡凝固前移开雕刻器,蜡堆形成,形似圆锥体。

在形成直立蜡堆的过程中,应适时掌握移开雕刻器的时机,太快则蜡堆高度不够,太慢则蜡堆尖顶残缺似火山爆发。

【评定】

评定学生对牙体测量和雕刻方法掌握的熟练程度。

牙体测量和雕刻方法技术评分

内容	分值	得分
1. 学会测量牙体	2	
2. 数据记录准确	2	
3. 掌握操作手法		
减蜡法	4	
堆塑法	2	

学生姓名: 评分:
班级: 教师签名:
日期:

实训二 牙体描绘——上颌中切牙

【目的和要求】

1. 能够认识上颌中切牙的解剖形态。
2. 学会牙体描绘的方法步骤。

【实训内容】

绘制切牙。

【实训器材】

透明三角尺、直尺、绘图铅笔、橡皮、白纸张(或坐标纸)、牙体标本、挂图、模型。

【方法与步骤】

表 1-1 上颌中切牙各部位尺寸 (单位:mm)

比例	冠长	根长	冠宽	冠厚	颈宽	颈厚	近中面颈曲度	远中面颈曲度
1∶1	10.5	13.0	8.5	7.0	7.0	6.0	3.5	2.5
放大3倍	31.5	39.0	25.5	21.0	21.0	18.0	10.5	7.5

1. 定点(图 1-4)

(1)定牙体长轴线 d,垂直于 d 线并根据冠长、根长,用铅笔画出 a、b、c 三条平行线,然后以 d 为中心,根据冠宽、颈宽分别作冠宽线和颈宽线。

(2)作牙冠唇面切颈方向三等分线,并在切 1/3 处分别找出近中与远中接触区(即牙冠最突的部分,近中接触区距切角近,远中接触区距切角远)标出"×"。

(3)根据右上颌中切牙唇面冠根外形特点(近中缘较直,远中缘较突,近中切角近似直角,远中切角较圆钝,牙根较粗直,根尖点略偏远中),并对照标本,模型描绘出唇面的冠根外形轮廓(图 1-5)。

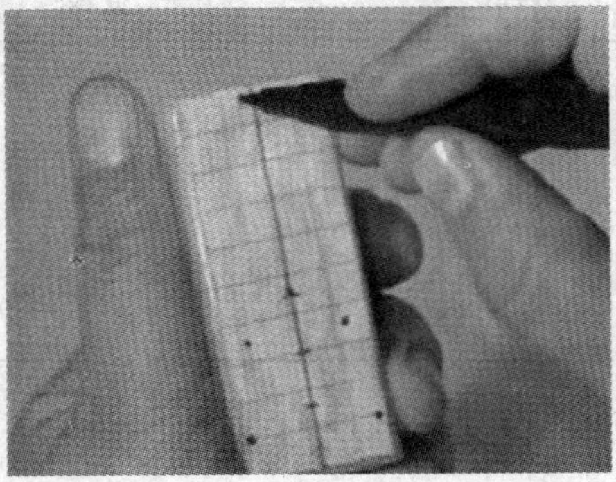

图 1-4 定点

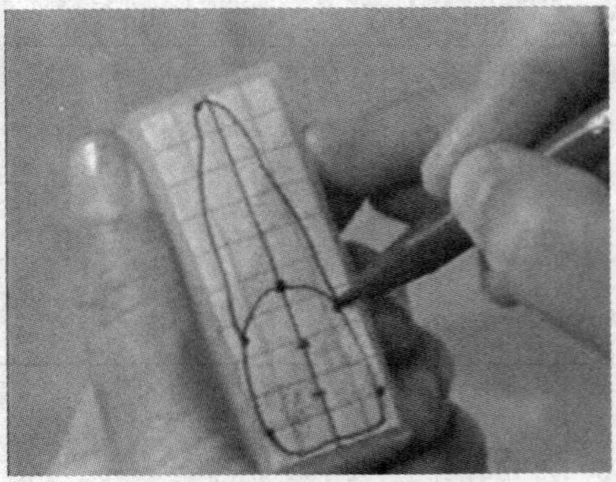

图 1-5 描绘冠根外形轮廓

2. 近中面形态描绘

(1)定牙体中线 d,并确定冠长、根长,然后以 d 为中心,根据冠厚、颈厚,分别作出牙冠和根颈的厚度线。唇面颈缘最低点与颈厚点在一水平线上,颈宽点与冠厚点在一水平线上。

(2)作牙冠近中面切颈方向三等分,并在颈 1/3 处分别找出唇面、舌面外形高点标出"×"和切缘的厚度标出"×"(切点位于牙体长轴的唇侧),根据近中面颈曲线曲度在中线上标出"×"。

(3)根据右上颌中切牙近中面冠根外形特点(唇面较平,有颈嵴,舌面有舌窝,舌隆突,根尖位于牙体长轴上),并对照标本,模型描绘出近中面的冠根外形轮廓。

【评定】

评定学生描绘上颌中切牙的操作水平。

上颌中切牙描绘评分

内容	分值	得分
1. 定点准确		
牙体长轴线	0.5	
冠宽线和颈宽线	0.5	
牙冠唇面切颈方向三等分线	0.5	
切 1/3 处标出“×”	0.5	
2. 唇面的冠根外形轮廓		
近中缘较直,远中缘较突	1	
近中切角近似直角,远中切角较圆钝	1	
牙根较粗直,根尖点略偏远中	1	
3. 近中面形态描绘		
颈宽点与冠厚点在一水平线上	1	
颈 1/3 处分别找出唇面、舌面外形高点	1	
近中面颈曲线曲度在中线上标出“×”	1	
描绘出近中面的冠根外形轮廓	2	

学生姓名:　　　　　　评分:

班级:　　　　　　　　教师签名:

日期:

实训三　放大 3 倍上颌中切牙的雕刻

【目的和要求】

1. 能够说出上颌中切牙的解剖形态及其生理功能的特点。

2. 学会雕刻方法、训练操作技术和正确使用工具。

【实训内容】

上颌中切牙的雕刻。

【实训器材】

蜡块(大约 60 mm×30 mm×20 mm 长方体)、切牙雕刻标本一套、雕刻刀、游标卡尺、玻板或硬纸板、笔、坐标纸。

【方法与步骤】

本实训可边示教边实训,其操作方法如下。

1. 了解上颌中切牙各部位尺寸。

2. 按数据在坐标纸上反复练习右上颌中切牙唇面和近中邻面的图形。

3. 初步形成唇面(图 1-6):取蜡块,选 60 mm×30 mm 光滑的一面为唇面,按放大 3 倍的数据,画出冠、根唇面外形图,要求标出冠宽、颈宽的尺寸,从垂直方向逐步切除牙冠和牙根近中面和远中面多余的蜡。留下的蜡型可比唇面稍大 1 mm,以便将来修改。

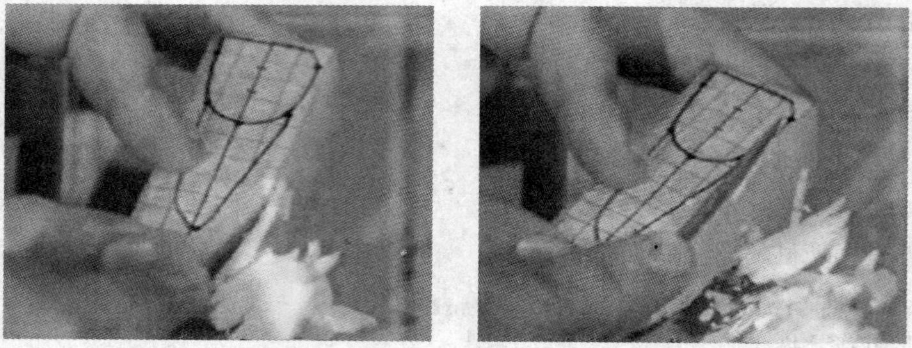

图 1-6 形成唇面

4. 初步形成近中面(图 1-7):画出近中面外形线,在不规则的近中面绘出中切牙近中面图形(绘图时注意牙长轴),从垂直方向切除唇、舌多余之蜡,并多留 1 mm 的蜡。

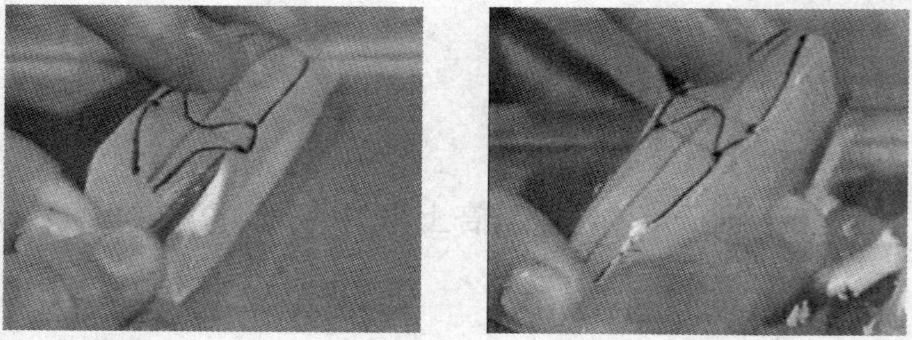

图 1-7 形成近中面

5. 形成雏形:完成唇舌及远中面的雕刻,同时削去唇舌近中和远中多余蜡。将各面相交的线角刮圆钝,并完成各轴面的合适外形高度及接触点,完成中切牙的雏形。

注意:使舌面较唇面略小,远中面较近中面略小,根面为圆三角形。切缘平直,切缘远中略倾向舌侧，切嵴不宜做得太薄，其厚度平均为 1.5 ~ 2 mm，近中切角近乎直角，远中切角稍圆钝。

6. 形成颈缘曲线：在牙冠的各面绘出颈曲线，近中颈曲度大于远中颈曲度，完成颈部雕刻，使牙冠在颈缘处较根在此处稍圆而凸出。

7. 修整完成。

【注意事项】

1. 唇面雕刻时，应注意近、远中切角处不可去蜡过多，尤其是远中切角处。

2. 舌窝的雕刻深度及大小要合适。

3. 在整个雕刻过程中要保护牙根的粗度，特别是根尖不能过细。

4. 颈缘曲线的雕刻不可操之过急，在雕刻过程中要保留牙冠的长度，颈曲线的雕刻应在轴面的雏形完成后。

【评定】

评定学生对上颌中切牙解剖形态的认知及雕刻熟练程度。

1∶3 上颌中切牙雕刻评分

内容	分值	得分
1. 形成唇面冠根雏形	2	
2. 形成邻面，完成颈缘雕刻		
颈缘处略突于根部，呈三角形	1	
远中面较近中面小而突	1	
3. 形成舌面外形线		
形成舌面隆凸及金源中边缘嵴	1	
修出舌面窝、边缘嵴和舌面隆凸	2	
形成冠根雏形	1	
4. 修整完成		
各轴面使相交处较圆钝	1	
唇面发育沟在切 1/3 处	1	

学生姓名：　　　　评分：

班级：　　　　教师签名：

日期：

实训四　1∶1 左上颌中切牙蜡牙的雕刻

【目的和要求】

1. 能够说出上颌中切牙解剖形态及生理特点。

2. 进一步学会中切牙的雕刻方法、步骤、操作技术及工具的正确使用。

【实训内容】

雕刻 1∶1 左上颌中切牙蜡牙。

【实训器材】

直尺、切削刀、雕刻刀(46 号、48 号)、蜡块(25 mm×10 mm×10 mm)、酒精灯、左上颌中切牙模型及离体牙。

【方法与步骤】

本实训先示教,然后学生再操作。

1. 复习上颌中切牙外形特点。

2. 确定基准面。将蜡块的一个 25 mm×10 mm 的平面定为唇面,相反的一面定为舌面。

3. 画出唇面外形线。根据表 1-1 按照本章实训二的方法画出面外形。

4. 唇面初步成型。按照本章实训三的方法将唇面多余蜡切除,形成唇面冠根雏形。

5. 画出颈曲线形成邻面。根据表 1-1 尺寸画出近中面形态,用切削刀去除外形线以外多余的蜡块。画出颈曲线,完成颈缘雕刻,使牙冠在颈缘处略突于根部,呈三角形,远中面较近中面小而突。

6. 形成舌面外形线。据表 1-1 尺寸形成舌面隆凸及近远中边缘嵴,修出舌面窝、边缘嵴和舌面隆凸,形成冠根雏形。

7. 修整完成。进一步修整各轴面使相交处较圆钝,唇面发育沟在切 1/3 处。

【注意事项】

1. 基托蜡有可塑性,所以支点要稳,用力要适度。

2. 冠根交界处要形成自然过渡逐渐变细。

3. 上颌中切牙应具备的解剖特点同本章实训三。

【评定】

评定学生对雕刻方法的掌握程度。

1∶1 左上颌中切牙雕刻评分

内容	分值	得分
1. 形成唇面冠根雏形	2	
2. 形成邻面,完成颈缘雕刻		

续表

内容	分值	得分
颈缘处略突于根部,呈三角形	1	
远中面较近中面小而突	1	
3. 形成舌面外形线		
形成舌面隆凸及金源中边缘嵴	1	
修出舌面窝、边缘嵴和舌面隆凸	2	
形成冠根雏形	1	
4. 修整完成		
各轴面使相交处较圆钝	1	
唇面发育沟在切 1/3 处	1	

学生姓名:　　　　评分:
班级:　　　　教师签名:
日期:

实训五　左右上颌中切牙蜡牙冠的雕刻

【目的和要求】

1. 通过上颌中切牙蜡牙冠的雕刻,学会上颌中切牙 1 : 1 蜡牙冠的雕刻方法与步骤。

2. 认识基托蜡的性能及使用方法。

【实训内容】

雕刻左右上颌中切牙蜡牙冠。

【实训器材】

基托蜡、雕刻刀、切削刀、酒精灯、石膏牙列模型、棉花、铅笔、酒精喷灯。

【方法与步骤】

1. 石膏牙列模型的准备

(1)画咬合标志线。取牙尖交错位,用铅笔分别在中线处及两侧尖牙处画出咬合标志线,以便在操作过程中随时检查咬合关系。

(2)用切削刀将石膏牙列模型的左右上颌中切牙的牙冠刻去,使缺牙处牙槽嵴略凹。

2. 取 30 mm×15 mm 的基托蜡条，在酒精灯上均匀烤软，捏成适当的形状插入缺隙处。

3. 趁蜡尚软时，将上下牙列模型对准咬紧，并使蜡型基底部与模型黏合。

4. 确定冠宽、冠厚、冠长及邻间隙。以缺隙的近远中井和牙龈乳头为界，削去多余的蜡，定出冠宽，再以邻牙唇、舌面外形高点为界，削去多余的蜡，确定冠厚，以略长于侧切牙 0.5 ~1 mm 确定冠长，然后用雕刻刀初步形成切楔状隙及邻间隙。

5. 初步雕刻出蜡牙冠形状。根据牙尖交错位的咬合标志及上下颌中切牙的咬合关系并结合唇舌面正常形态，初步雕刻出蜡牙冠形状。

6. 完成蜡牙冠的雕刻。细致雕刻牙冠外形，用酒精喷灯烤光滑牙冠表面或用棉花擦光亮即完成。

【注意事项】

1. 注意左右对称性和协调性。
2. 蜡牙冠颈部要与原石膏牙颈部断面一致，切缘与牙列弧度一致。
3. 接触区位置一定要正确，有适当的楔状隙。
4. 与对颌牙有良好的接触关系。

【评定】

评定学生蜡牙冠的制作情况。

左右上颌中切牙蜡牙冠制作评分

内容	分值	得分
1. 石膏牙列模型的准备	2	
2. 初步雕刻出蜡牙冠形状		
牙冠表面光亮	1	
左右对称协调	2	
蜡牙冠切缘与牙列弧度一致	1	
接触区位置正确，有适当楔状隙	2	
与对颌牙有良好接触	2	

学生姓名：　　　　评分：

班级：　　　　教师签名：

日期：

实训六　上颌第一前磨牙的雕刻

【目的和要求】

1. 能够认识前磨牙的解剖形态及生理特点。

2. 学会前磨牙雕刻的方法、步骤。

3. 学会握笔式和掌拇指握式雕刻方法，并能自如地运用支点。

【实训内容】

上颌第一前磨牙的雕刻。

【实训器材】

蜡块（大约 75 mm×35 mm×25 mm 长方体）、上颌前磨牙雕刻标本一套、雕刻刀、游标卡尺、玻板或硬纸板、笔、坐标纸。

【方法与步骤】

本实训可边示教边实训，其操作方法如下。

1. 复习上颌第一前磨牙各部位尺寸（表 1–2）。

2. 按表 1–2 数据在画出上颌第一前磨牙颊面和近中面的图形。从垂直方向逐步切除牙冠和牙根近中面和远中面多余的蜡。留下的蜡型可比颊面稍大 1 mm，以便将来修改。

表 1–2　上颌第一前磨牙各部位尺寸　　（单位：mm）

比例	冠长	根长	冠宽	冠厚	颈宽	颈厚	近中颈曲度	远中颈曲度
1∶1	7.8	12.7	6.7	9.3	4.6	8.3	1.0	0.0
放大 3 倍	23.4	38.1	20.1	27.9	13.8	24.9	3.0	0.0

3. 初步形成颊面。牙尖可以不切，以便邻面画图，画出近中面外形线，在不规则的近中面绘出尖牙近中面图形，从垂直方向切除颊、舌多余的蜡，并多留 1 mm 的蜡。

4. 初步形成近中面。完成舌面及远中面的雕刻，使舌面较颊面略小，表面圆突，远中面较近中面略小且突，然后用雕刻刀进行初步修整，使牙冠𬌗面形成六边形，各轴面相交线角圆钝，外形高点及接触点适宜。

5. 形成轴面雏形。在牙冠各面绘出颈曲线，其中近中颈曲度大于远中颈曲度，并完成颈部雕刻，使牙冠在颈缘处略突于根部。

6. 形成颈缘曲线。

7. 雕刻𬌗面

（1）初步形成近远中向沟　在邻面画出“V”线表示沟形状，沟底约位于至颊、舌侧边缘的距离相等处，沟底深度不超过𬌗 1/3 的 2/3 长，然后用雕刻刀按标志线雕出两斜面，形成近远中向沟。

（2）形成𬌗面轮廓　在𬌗面上确定颊尖、舌尖顶的位置，使颊尖顶偏远中，舌尖顶偏近中，然后画出𬌗面外形线。颊侧宽于舌侧，远中边缘嵴长于近中边缘嵴。再用雕刻刀修去𬌗面外形以外多余的蜡，形成𬌗面轮廓。

（3）形成𬌗面雏形　由颊尖顶至舌尖顶画一直线，为颊舌尖三角嵴的标志。然后在三角嵴线两旁画出近远中窝及边缘嵴的位置，根据近远中窝、边缘嵴的位置，用雕刻刀形成近远中边缘嵴，沿三角嵴标志线分别斜向近远中两侧雕刻出近远中两个斜面，形成三角嵴。按斜线所示，完成𬌗面雏形。

（4）完成𬌗面雕刻　用雕刻刀修整近远中窝，形成中央沟、近中沟及远中沟。近中沟要越过近中边缘嵴到达近中面，并使𬌗面各个形态表面圆突光滑，完成𬌗面雕刻。

【注意事项】

1. 颊面的颊轴嵴和斜面的形成同上颌尖牙唇面的唇轴嵴和斜面的形成方法，只是颊轴嵴不如上颌尖牙唇轴嵴明显。

2. 𬌗面雕刻时一定要参照标本模型，掌握好颊舌尖、三角嵴、近远中窝及沟的大小、长宽以及同各个轴角、近、远中边缘嵴的关系。

3. 𬌗面窝及沟的深度一定要适当，颊舌尖三角嵴连接处应低于边缘嵴。

4. 雕刻过程中自始至终要保持牙冠长度。

【评定】

评定学生对第一前磨牙的认识和雕刻能力的掌握程度。

上颌第一前磨牙雕刻评分

内容	分值	得分
1. 画出颊面和近中面的图形	1	
2. 初步形成颊面	1	
3. 初步形成近中面	1	
4. 形成𬌗面雏形	1	
5. 颊舌尖、三角嵴、近远中窝及沟的大小、长宽合适	2	
6. 各个轴角、近远中边缘嵴的关系准确	2	
7. 𬌗面窝及沟的深度一定要适当	1	
8. 颊舌尖三角嵴连接处应低于边缘嵴	1	

学生姓名：　　　　评分：

班级：　　　　教师签名：

日期：

实训七 上颌第一前磨牙殆面的堆塑

【目的和要求】

1. 能够说出前磨牙组各个牙的特点及前磨牙组各个牙的解剖形态。

2. 学会蜡条的使用和了解其性能特点。

3. 能够进行堆塑牙体。

【实训内容】

上颌第一前磨牙的堆塑。

【实训器材】

蓝色蜡条、红蜡片、红蓝铅笔、酒精灯、雕刻器一套、蜡盘、毛笔、气枪、镊子、玻板、实训用石膏牙模塑。

【方法与步骤】

本实训先示教，然后学生再操作。

1. 确定牙尖顶、边缘嵴和三角嵴的位置。在均匀削去殆面 2 mm 厚的上颌第一前磨牙的石膏牙模上，用红色铅笔在石膏模上参考同名牙标本的殆面解剖特点，点出上颌第一前磨牙牙尖顶的位置，并画出三角嵴及边缘嵴的位置。

2. 形成牙尖。在所定牙尖位置处，用蓝蜡直立堆高牙尖，其形态似圆锥体形。一般先堆颊尖后堆舌尖，修去多余部分，使颊尖较舌尖高，完成锥状牙尖。

3. 堆筑边缘嵴。在所定边缘嵴位置上，由颊尖近中边缘开始堆加蜡，然后依次堆加近中、舌侧、远中、远中颊侧边缘。

【评定】

评定学生对上颌第一前磨牙的堆塑能力。

上颌第一前磨牙的堆塑评分

内容	分值	得分
1. 模型准备	1	
2. 形成牙尖	2	
3. 堆筑边缘嵴	2	
4. 大小合适	1	
5. 咬合接触良好	2	
6. 有正确的楔状隙	1	
7. 外形光亮	1	

学生姓名： 评分：

班级： 教师签名：

日期：

实训八　放大3倍上颌第一磨牙的雕刻

【目的和要求】

1. 能够认识其解剖形态及生理特点。

2. 学会上颌磨牙牙体雕刻基本方法和步骤、操作技术及工具的正确使用。

【实训内容】

上颌第一磨牙的雕刻。

【实训器材】

蜡块（大约70 mm×40 mm×35 mm长方体）、上颌磨牙雕刻标本一套、雕刻刀、游标卡尺、玻板或硬纸板、笔、坐标纸。

【方法与步骤】

本实训可边示教边实训，其操作方法如下。

1. 了解上颌第一磨牙各部位尺寸（表1-3）。

表1-3　上颌第一磨牙各部位尺寸　（单位:mm）

上颌第一磨牙	平均值	放大3倍值
冠长	7.5	22.5
根长	颊12.0 舌13.0	颊36.0 舌39.0
冠宽	10.0	30.0
颈宽	8.0	24.0
冠厚	11.0	33.0
颈厚	10.0	30.0
近中颈曲度	1.0	3.0
远中颈曲度	0.0	0.0

2. 按数据在坐标纸上反复练习上颌第一磨牙颊面和近中邻面的图形。

3. 确定基准面。将蜡块的一个75 mm×35 mm平面定为颊侧面，另一个40 mm×35 mm平面定为𬌗面。

4. 画出颊侧外形线。按表1-3数据画出颊面外形线。

5. 初步形成颊面。沿颊面观牙体外形线垂直切除根尖1/3以上的多余蜡。

6. 初步形成近中面。在近中面，按放大3倍的数据，画出近中面外形线，同样沿近中面观牙体外形线垂直切除根尖1/3以上的多余蜡。

7. 完成轴面雏形。完成各轴面的雕刻；使舌面小于颊面，远中面较近中面小而突；使牙冠呈斜方形，各轴面相交线圆钝，外形高点及接触点适宜。

8. 形成颈缘曲线。在蜡牙各轴面绘出颈曲线，完成颈部雕刻，使牙冠在颈缘处略突于根部。

9. 雕刻出𬌗面

（1）雕出近远中向"V"行沟，使沟底约位于中线上且深度不超过𬌗 1/3 的 2/3 长，即沟的深度约与牙尖高度相等。然后在𬌗面适当留出颊舌侧边缘嵴宽度后沿两条平行虚线，按"V"线形所示形状和深度雕出两斜面，形成一近远中向沟。

（2）初步形成𬌗面形态。首先确定 4 个尖的大小和位置，再画出发育沟走行方向及三角嵴的标志线。

（3）雕刻牙尖。牙尖有 4 个斜面和 4 个嵴，先画出这些嵴的标志线，然后由牙尖顶沿标志线斜向切削形成各斜面。

（4）完成𬌗面雕刻。参照标本模型仔细修改各尖窝沟嵴形态，并使相交的棱角圆钝，𬌗面各部位光滑，完成𬌗面雕刻。

【注意事项】

1. 冠部整体形态应是斜方形，颊舌径大于近远中径，颊面由近中向远中舌面倾斜度较小。

2. 雕刻斜嵴时，注意斜嵴的连接位置在远中颊尖和近中舌尖的对角线上偏远中。

3. 雕刻𬌗面三角嵴时应留出𬌗面边缘嵴的宽度。

【评定】

评定学生对放大 3 倍中切牙的雕刻和认知能力。

放大 3 倍中切牙雕刻评分

内容	分值	得分
1. 初步形成颊面	1	
2. 初步形成近中面	1	
3. 完成轴面雏形		
使舌面小于颊面，远中面较近中面小而突	1	
使牙冠呈斜方形，各轴面相交线圆钝	1	
外形高点及接触点适宜	1	
4. 形成颈缘曲线	1	
5. 雕刻出𬌗面		
相交的棱角圆钝，𬌗面各部位光滑	1	
斜嵴的连接位置正确	1	
冠部整体形态是斜方形，颊舌径大于近远中径	1	
颊面由近中向远中舌面倾斜度较小	1	

学生姓名：　　　　评分：

班级：　　　　教师签名：

日期：

实训九　放大3倍下颌第一磨牙的雕刻

【目的和要求】

1. 能够认识其解剖形态及生理特点。

2. 学会下颌磨牙牙体雕刻基本方法和步骤、操作技术及工具的正确使用。

【实训内容】

下颌第一磨牙的雕刻。

【实训器材】

蜡块(大约70 mm×40 mm×35 mm长方体)、雕刻标本一套、雕刻刀、游标卡尺、玻板或硬纸板、笔、坐标纸、白帕子。

【方法与步骤】

本实训可边示教边实训,其操作方法如下。

1. 了解下颌第一磨牙各部位尺寸(表1-4)。

表1-4　下颌第一磨牙各部位尺寸　(单位:mm)

下颌第一磨牙	平均值	放大3倍值
冠长	7.5	22.5
根长	14.0	42.0
冠宽	11.0	33.0
颈宽	9.0	27.0
冠厚	10.5	31.5
颈厚	9.0	27.0
近中颈曲度	1.0	3.0
远中颈曲度	0.0	0.0

2. 按数据在坐标纸上反复练习下颌磨牙颊面和近中邻面的图形。

3. 按表1-4上数据在坐标纸上反复练习下颌磨牙颊面和近中邻面的图形。

(1)定牙体长轴线 d,垂直于 d 线并根据冠长(22.5 mm)、根长(42.0 mm),用铅笔画出 a、b、c 三条平行线:$ab = 22.5$ mm,$bc = 42.0$ mm,然后以 d 为中心,根据冠宽(33.0 mm)、颈宽(27.0 mm)分别作冠宽线和颈宽线。

(2)作牙冠颊面三等分线,并在𬌗1/3处分别找出近中与远中接触区标出"×"。然后在𬌗缘上根据颊面3个颊尖的比例关系(近中颊尖等于远中颊尖,而且是远中尖的2倍),作近中颊尖,远中颊尖分别占冠宽2/5,远中尖占冠宽1/5,近中颊尖高于远中颊尖,高于远中尖,标出"×"。

(3)根据右下颌第一磨牙颊面冠根外形特点(近中缘直长,远中缘短突,颈缘中分突向根方。颊尖圆钝，近中颊沟长，末端有凹陷），并对照标本、挂图、模型描绘出冠根外形轮廓。

从垂直方向逐步切除牙冠和牙根近中面和远中面多余的蜡。留下的蜡型可比颊面稍大 1 mm，以便将来修改。

4. 初步形成颊面。沿颊面观牙体外形线垂直切除线外多余的蜡，形成颊面初步轮廓。

5. 描绘形成近中面形态

（1）用上述方法，定牙体长轴线 d，画出冠长、根长的平行线 a、b、c，$ab=15.0$ mm，$bc=28.0$ mm，然后以 d 为中心，根据冠厚（21.0 mm）、颈厚（18.0 mm）分别作出牙冠和颈根的厚度线。

（2）作牙冠近中面三等分线，分别找出颊面，舌面外形高点标出"×"，和颊尖、舌尖在𬌗缘上的位置（颊尖距颊侧边缘 1/3 冠厚，舌尖距舌侧边缘 1/6 冠厚，颊尖较舌尖稍低，颊尖约占颊舌径的 3/5）标出"×"。根据近中面颈曲线曲度（2.0 mm），在颈 1/3 区的中线 d 上标出"×"。

（3）根据右下颌第一磨牙近中面冠根外形特点，参照标本、模型或挂图描绘出近中面的冠根外形轮廓。

完成舌面及远中面的雕刻，使舌面较颊面略小，表面圆突，远中面较近中面略小且突，然后用雕刻刀进行初步修整，使牙冠𬌗面形成长方形，各轴面相交线角圆钝，外形高点及接触点适宜。

𬌗面观察要求：牙面外形应是长方形，颊面向远中舌侧倾斜，远中颊𬌗角较其他𬌗角圆钝；舌侧高于颊侧，近中高于远中；颊缘宽于舌缘，近中边缘长直，远中边缘短突。

在牙冠各面绘出颈曲线，其中近中颈曲度大于远中颈曲度，并完成颈部雕刻，使牙冠在颈缘处略突于根部。

6. 形成颈缘曲线。在蜡牙各轴面绘出颈曲线，完成颈部雕刻。

7. 雕刻𬌗面

（1）初步形成近远中向沟。在邻面画出"V"线表示沟形状，沟底约位于至颊侧边缘与至舌侧边缘的距离比为 3∶2 处，沟底深度不超过𬌗 1/3 的 2/3 长，然后用雕刻刀按标志线雕出两斜面，形成近远中向沟。

（2）初步形成𬌗面轮廓。首先确定 5 个牙尖的大小位置，标出发育沟走行方向及三角嵴的标志线。在边缘处，留出边缘嵴宽度用雕刻刀雕出斜面，此斜面将与颊舌侧三角嵴斜面形成近远中窝。然后根据所画的标志线，用雕刻刀分别沿三角嵴线向两旁雕出斜面，两斜面相交凸起为三角嵴，相交凹下为发育沟，至此初步形成𬌗面形态。

（3）雕刻牙尖。参照𬌗面每个牙尖大小位置在颊面及舌面上分别画出 5 个牙尖的牙尖嵴、颊、舌轴嵴的标志线，用雕刻刀依次形成斜面。颊面的两斜面相交凸起为颊轴嵴，两颊轴嵴间凹陷处为颊沟；舌面的两斜面相交凸起为舌轴嵴，两舌轴嵴间凹陷处为舌沟。

（4）完成𬌗面雕刻。参照标本模型的𬌗面形态，用雕刻刀仔细修改𬌗面的尖、窝、沟、嵴形状，将相交的棱角修整圆钝，𬌗面各部位光滑，完成𬌗面雕刻。

【注意事项】

1. 牙冠向舌侧倾斜，颊尖低而圆钝，舌尖高而锐。

2. 𬌗面5个牙尖顶的位置要正确，各个牙尖的三角嵴的长、宽比例要适当，窝沟的深度要合适。

3. 在雕刻𬌗面窝沟时一定要留出适当的边缘嵴厚度。

【评定】

评定学生对下颌第一磨牙的雕刻和认知能力。

下颌第一磨牙雕刻评分

内容	分值	得分
1. 完成轴面雏形	3	
2. 雕刻𬌗面		
相交的棱角圆钝，𬌗面各部位光滑	1	
牙冠向舌侧倾斜，颊尖低而圆钝，舌尖高而锐	2	
𬌗面5个牙尖顶的位置要正确，各牙尖三角嵴	1	
的长、宽比例适当，窝沟深度要合适	2	
远中颊合角较圆钝，远中尖位于此	1	

学生姓名：　　　　评分：

班级：　　　　教师签名：

日期：

实训十　上颌第一磨牙𬌗面的堆塑

【目的和要求】

能够认识第一磨牙𬌗面的解剖特点。

【实训内容】

上颌第一磨牙的堆塑。

【实训器材】

蓝色蜡条、红蜡片、红蓝铅笔、酒精灯、雕刻器一套、小蜡刀一套、蜡盘、毛笔、气枪、玻板和实训用石膏模型。

【方法与步骤】

1. 确定牙尖、边缘嵴和三角嵴的位置　在均匀削去𬌗面约2 mm厚的上颌磨牙石膏模型上，参考同名牙𬌗面牙尖位置的分布，用红色铅笔点该牙𬌗面牙尖顶所在位置，并画出边缘嵴和三角嵴的位置。

2. 形成牙尖　在已确定的牙尖位置上，用蓝色蜡直立堆高牙尖，形似圆锥体。堆尖的顺序是近中颊尖→远中颊尖→近中舌尖→堆远中舌尖。蜡堆完成后，检查位置高度是否合适，添加或修整多余部分，完成牙尖的形态。

牙尖要求：颊尖距颊侧边缘近。近中颊尖最高，远中颊尖、近中舌尖其次，远中舌尖最低。

3. 堆筑边缘嵴　磨牙边缘嵴的堆筑方法，类似前磨牙的堆筑法，沿所定边缘嵴的位置从近中颊尖的近中边缘嵴开始，然后堆近中边缘→舌侧边缘→远中边缘→远中颊侧边缘，最终与起点汇合（即围绕牙冠𬌗面的周围堆筑边缘嵴），参考同名牙边缘嵴形态特点修整完成其外形。

【评定】

评定学生对上颌第一磨牙的堆塑能力。

上颌第一磨牙的堆塑评分

内容	分值	得分
1. 模型准备	1	
2. 形成牙尖	2	
3. 堆筑边缘嵴	2	
4. 大小合适	1	
5. 咬合接触良好	2	
6. 有正确的楔状隙	1	
7. 外形光亮	1	

学生姓名：　　　　评分：

班级：　　　　教师签名：

日期：

实训十一　右下颌第一磨牙蜡牙冠的雕塑

【目的和要求】

1. 学会 1 : 1 牙冠解剖形态的雕塑方法步骤。

2. 认识基托蜡的性能及其使用方法。

【实训内容】

右下颌第一磨牙蜡牙冠雕塑。

【实训器材】

基托蜡、雕刻牙、酒精灯、1 : 1 全口牙石膏牙列模型等。

【方法与步骤】

1. 石膏牙列模型的准备

(1)划咬合标志线:取正中𬌗位,用红蓝铅笔分别在中线、尖牙、第二磨牙处画咬合标志线,以便在操作过程随时检查咬合关系。必要时可上𬌗架。

(2)削去颊、舌面部分模型石膏:将石膏模型浸水,用雕刻刀沿右下颌第一磨牙牙颈线垂直延伸 0.5 ~1.0 mm,再用雕刻刀削去右下颌第一磨牙颊、舌面 1/3 模型石膏,保留中 1/3 部分。

(3)削去近、远中面部分模型石膏:削去右下颌第一磨牙近、远中面 1/3 模型石膏,保留中 1/3 部分。注意不要磨损两侧邻牙接触区,颊、舌面及两邻面形成的颈部断面要与龈缘平齐。

(4)削去𬌗面部分模型石膏:将冠长的 1/2 处至𬌗面模型石膏削去。

2. 用基托蜡雕刻冠部形态

(1)安插蜡块:取约 15 mm×20 mm 的基托蜡条,在酒精灯上加热变软,捏成适当的形状插入两缺隙内,使与固位桩颈部断面及邻牙密切接触。

(2)作牙尖交错位咬合:趁蜡尚软,将对牙模型涂上液状石蜡,然后对准模型上标志线作牙尖交错位咬合,此时右下颌第一磨牙的𬌗面可见一居中央的较大凹陷为中央窝,右上颌第一磨牙的近中颊尖和三角嵴、远中颊尖相对应的为右下颌第一磨牙的颊沟及远颊沟,右上颌第一磨牙的合外展隙和颊沟相对应的为右下颌第一磨牙的近中颊尖、远中颊尖、远中尖。这样初步可以确定右下颌第一磨𬌗面的尖、沟、窝、嵴等解剖标记。

(3)参照本章实训十确定冠宽、冠厚、颊舌楔状隙、冠长及合楔状隙和邻间隙。

(4)确定牙尖交错位时的咬合标志:根据(2)作牙尖交错位咬合时标志,并参照对侧上、下第一磨牙咬合关系,定出右下颌第一磨牙的近中颊尖、远中颊尖、远中尖、近中舌尖、远中舌尖和颊沟、远颊沟及舌沟的位置,以此标志为准再进行冠部形态雕刻。

(5)初步雕刻出蜡牙冠形态:结合本章实训十的方法,初步形成蜡牙冠形态,然后取下蜡牙冠雕刻邻面,将两侧石膏牙接触区以下部分修整完成,暴露其临面并形成倒凹,再插回蜡牙冠,检查邻间隙的形态。

(6)完成蜡牙冠的雕刻:细致雕刻牙冠形态,使其对颌牙有适当的接触,有适当的颊、舌、合楔状隙,经仔细检查合乎要求后,用酒精喷灯烤平蜡牙冠表面,或用棉花擦光表面。

【评定】

评定学生对上颌第一磨牙的堆塑能力。

上颌第一磨牙堆塑评分

内容	分值	得分
1. 模型准备	1	
2. 形成牙尖	2	
3. 堆筑边缘嵴	2	
4. 大小合适	1	

续表

内容	分值	得分
5. 咬合接触良好	2	
6. 有正确的楔状隙	1	
7. 外形光亮	1	

学生姓名：　　　　评分：
班级：　　　　教师签名：
日期：

实训十二　髓腔形态的观察

【目的和要求】

1. 能够认识髓腔的解剖标志、形态特征、增龄变化和病理变化。
2. 能够清楚髓腔与牙冠的关系、根管与牙根的关系、髓腔特点和临床的关系。

【实训内容】

髓腔的观察。

【实训器材】

恒牙组及乳牙组各个牙的剖面全套切片标本、透明牙标本、髓腔铸型标本，各种牙的 X 射线片、牙剖面模型、挂图。

【方法与步骤】

1. 髓腔的观察方法

(1) 切片观察法　将牙体从各个不同方向剖开观察髓腔的形态，如近远中切面、唇舌向切面和横切面，以显示髓腔的大小、位置及其与牙体外形的关系。此方法简便易行，但不能直接观察到髓腔的全貌。

(2) 透明标本观察法　是目前观察牙体及髓腔整体形态较好的一种方法，立体感很强。制备的方法是：先在根尖或牙冠某处作一孔并向髓腔内注入墨汁或合成树脂，然后放入 5% 的硝酸钠溶液中 5 ~ 6 d，使其脱钙，继之用水冲洗，酒精脱水，浸入含二甲苯溶液中，最后放入与牙本质有机质具有相同屈光率的油（如冬绿油或松节油精等）中，牙体即成透明的。这样可通过透明的牙体观察到髓腔的形态，并能将内形和外形结合起来观察，建立完整的立体感。

(3) 髓腔铸型观察法　去除牙髓组织后，用树脂或聚乙烯等合成树脂注入并充满髓腔，然后将牙体浸入 40% 的氢氧化钠溶液中，使牙体组织腐蚀溶解，余留部分则是髓腔铸型，此法有立体感，能观察髓腔的全貌，但不能了解髓腔与牙体外形的关系。

(4) X 射线照相观察法　从不同方向摄取 X 射线照相来观察髓腔的形态，临床上多用此法了解髓腔及根管的情况。

2. 认识髓腔各部位名称

(1)髓室　髓室位置、外形、髓室顶、髓角、髓室各轴壁、髓室底及根管口。

(2)根管　外形及数目、粗细、根尖孔位置及数目、侧支根管、副根管、根管分歧。

3. 了解髓腔的变化及根管形态的分类。通过标本对比观察,了解髓腔的增龄性变化和病理性变化,以及根管形态的分类。

【评定】

评定学生对髓腔形态的认识情况。

髓腔形态认识评分

内容	分值	得分
认识髓腔各部位名称		
髓室位置、外形	2	
髓室顶、髓角	2	
髓室各轴壁、髓室底及根管口	3	
根管形态的分类	3	

学生姓名:　　　　评分:

班级:　　　　教师签名:

日期:

实训十三　牙列与殆

【目的和要求】

1. 能够认识正常牙列的形态,上下牙的排列特点及其相互的接触关系。

2. 学会纵殆曲线、横殆曲线,正中合位、超殆、覆殆、切道等的定义。

【实训内容】

牙列与殆。

【实训器材】

石膏殆模型、红蓝铅笔。

【方法与步骤】

1. 观察上下颌牙列的外形并记录。

2. 观察上下颌牙列的纵殆曲线、横殆曲线并作记录。

3. 观察上下颌牙列在正中合位的接触关系,并用红色标记工作,用蓝色标记相对的斜面及窝。

4. 用两种标志法分别标记正中合位并加以描述。

5. 观察覆殆、覆盖、切道并作记录。

6. 将姓名记录在石膏牙模型上。

【评定】

评定牙列与𬌗的认识情况。

上下牙列标记评分

内容	分值	得分
1. 认识纵𬌗曲线、横𬌗曲线	4	
2. 标记正中合位	2	
3. 记录覆𬌗、覆盖和切道	4	

学生姓名： 评分：

班级： 教师签名：

日期：

实训十四 咀嚼效率的测定

【目的和要求】

通过对不同个体咀嚼效率的测定，了解其咀嚼功能的强弱。要求根据所测结果，准确计算其咀嚼效率，并分析影响咀嚼效率的因素。

【实训器材】

天平、秒表、铁筛（筛孔直径约为 2 mm）、烤箱、检查盘、口杯、花生仁。

【方法与步骤】

1. 取花生仁 3 g（去皮，去胚芽），咀嚼 20 s（秒表计时）。
2. 全部吐出在铁筛中，口内残留的碎屑也应吐出，冲洗去除唾液。
3. 将铁筛放入烤箱烘烤，以去除水分。
4. 检查口腔，记录有无失牙、龋齿、残冠、残根、牙周病、偏侧咀嚼、口腔炎症等。
5. 取出铁筛，计算食物残留量，并求出咀嚼效率。

【评定】

评定学生对咀嚼效率的测定情况。

咀嚼效率测定评分

内容	分值	得分
1. 实验操作准确	5	
2. 口腔记录准确	5	

学生姓名： 评分：

班级： 教师签名：

日期：

实训十五　颌面部浅层肌、血管层次结构，腮腺及面神经

【目的和要求】

1. 能够认识面部主要表情肌的位置、分布特点，了解其附着部位及临床意义。

2. 能够认识面部动脉及静脉的走行，了解其分布范围。

3. 能够认识眶下孔及颏孔的位置、内容及临床意义。

4. 能够认识腮腺的境界、解剖层次、内容、导管等特点及临床意义。

5. 能够认识面神经的走行及分布，及其与腮腺的关系。联系临床，熟悉暴露面神经主干或周缘支的方法。了解面神经与面后静脉的关系。

【实训内容】

(一)解剖操作部分

1. 解剖面部浅层部位，观察部分表情肌的附着部位及方向。

2. 解剖面动脉、面前静脉，观察其走行及分布范围。

3. 解剖面神经总干及分支，观察其与腮腺的关系。

4. 解剖腮腺，观察腮腺筋膜的解剖结构特点。

(二)标本观察部分

1. 观察面部主要表情肌的位置及附着特点。

2. 观察面部面动脉、面前静脉的走行。

3. 观察眶下孔及颏孔位置、形态及内容。

4. 观察腮腺位置、外形及腮腺筋膜。

5. 观察面神经主干、分支及出腮腺时的位置。

6. 面后静脉与面神经、腮腺的关系。

【实训器材】

1. 头颈部尸体及解剖器械一套。

2. 标本及图谱

(1)面部表情肌。

(2)面动脉及面前静脉。

(3)眶下及颏下血管。

(4)腮腺及腮腺导管。

(5)面神经。

(6)面后静脉。

【方法与步骤】

(一)解剖操作步骤

1. 做皮肤切口　自鼻根向下沿鼻面沟绕鼻孔和口唇边缘向下至颏部中点，再沿下颌下缘向后至下颌后方，上至耳根部。又自鼻根向后绕下睑下缘做切口，经颧弓上方

至颞部。切口的深度在面部时到皮下,在下颌下区时切开颈阔肌。在上述的组织层次进行面部皮瓣的翻瓣。在面部的皮瓣应尽量薄剥离,在下颌下区应在颈阔肌与颈深筋膜之间分离。教师介绍翻瓣技巧。

2. 翻面瓣时观察　在下颌下缘切开颈阔肌并进行翻瓣时注意观察面神经下颌缘支,勿予切断。结合标本,观察其走行、位置,联系手术上的重要性。在口角周围注意口轮匝肌纤维的走行方向。观察三角肌、上唇方肌、下唇方肌等表情肌的位置(结合标本和图片)。

3. 显露面动脉及面前静脉　在咬肌前下角,自后向前分离出面前静脉和面动脉。注意面神经下颌缘支在其浅面越过。结合标本观察血管走行。分离到口角水平时,注意面动脉在口角上方和平口角处分别发出上、下唇动脉。结合标本观察血管吻合和走行于唇黏膜下组织时的位置。联系口唇血管丰富在伤口愈合、手术和侧支循环上的意义。结合观察标本,注意面前静脉有一支穿颊脂体与翼静脉丛相通。联系面部感染的蔓延。教师介绍显露及追踪血管的技巧。

4. 显露眶下孔及颏孔　在眶下缘中点下 0.5 ~0.8 cm,或在鼻端和眼外角连线的中点处切开肌肉,分离出自眶下孔走出的眶下神经和血管,结合标本和图片观察眶下神经血管的走行、联系眶下神经阻滞麻醉和针刺穴位。讨论眶下间隙的位置。

在距中线 2.5 ~3 cm 相当于下颌第一、第二磨牙下方,切开肌肉,分离出自颏孔的血管神经。结合标本和图片观察血管神经的走行,联系颏神经阻滞麻醉。

5. 显露腮腺与面神经　将耳前的脂肪去除,露出腮腺鞘和咬肌膜,注意筋膜和腮腺紧贴并深入腮腺内,将腮腺分成多数小叶。显露腮腺和咬肌,并注意有无腮腺淋巴结。注意咬肌的起止点。在腮腺前缘相当于耳垂(或耳屏)至口角与鼻翼中点的连线的中 1/3 段上寻找出腮腺导管,注意导管穿入颊肌的角度,联系临床意义。沿腮腺前缘相当于腮腺导管的平面向上、下分离筋膜寻找面神经分支。在导管上、下方咬肌表面找上、下颊支。在腮腺前上极、沿颧弓下缘找面神经颧支。在腮腺上缘和耳屏前 1.5 cm 处寻找面神经颞支。在下颌骨下缘的咬肌前下角处找到面神经下颌缘支。自腮腺下端分出颈支。结扎切断腮腺导管,并沿各面神经分支的平面翻开腮腺浅叶。由前向后分离出颞面干、颈面干和面神经主干。

观察面神经主干出茎乳孔时的毗邻解剖关系。注意主干与面后静脉、颈外动脉在腮腺内的排列关系。结合标本注意面神经平面的浅、深面的腮腺大小和观察腮腺深面的重要血管和神经。观察腮腺与外耳道、颞下颌关节、乳突和咽旁间隙的毗邻关系。注意面神经颞支、颞面干和颞下颌关节的毗邻关系,联系其临床意义。观察在耳根后方皮下组织中行走的耳大神经。教师介绍分离面神经及腮腺浅叶翻开的技巧。

(二)标本观察

1. 观察面部表情肌的分布与肌纤维方向,联系其各自的功能。
2. 观察颈外动脉在面部的主要分支,结合其走向了解其分布范围。
3. 观察腮腺与面神经的关系,观察腮腺表面的神经、血管关系。

【评定】

评定学生对颌面浅层组织的认识情况。

颌面浅层组织认识评分

内容	分值	得分
1. 认识面部表情肌的分布与肌纤维方向	4	
2. 认识颈外动脉在面部的主要分支	3	
3. 观察腮腺表面的神经、血管关系	3	

学生姓名：　　　　评分：
班级：　　　　　　教师签名：
日期：

实训十六　颌面部深层肌、血管神经层次结构，面侧深区及颌面诸间隙

【目的和要求】

1. 能够认识颌面诸间隙的解剖范围、层次内容，了解其交通及临床意义。
2. 能够认识面侧深区的境界和内容。
3. 能够认识翼静脉丛、颌内动脉、静脉的走行及临床意义。
4. 能够认识三叉神经上颌支及下颌支的走行、分布及其临床意义。

【实训内容】

（一）解剖操作部分

1. 解剖颞间隙、咬肌间隙、颞下间隙、翼下颌间隙，观察其内容物及相互间的连通。

2. 解剖面侧深区，观察翼静脉丛、上颌动脉、静脉、翼外肌及三叉神经第三支的位置及分布走行。

（二）标本及图片观察

1. 观察咀嚼肌的位置及肌纤维方向。
2. 观察上颌动脉、静脉，翼静脉丛、脑膜中动脉的位置及分布。
3. 观察下牙槽动脉及三叉神经下颌支：颊长神经、耳颞神经、舌神经、下牙槽神经。三叉神经上颌支：眶下神经、前中后上牙槽神经、蝶腭神经结、腭神经等。
4. 观察咽旁间隙，了解其内容及交通。

【实训器材】

1. 头颈部尸体及解剖器械。
2. 有关内容的标本及图片。

【方法与步骤】

（一）解剖操作步骤

1. 解剖颞间隙　自颧弓上缘找颞浅筋膜和颞深筋膜。注意二筋膜间、筋膜与颞肌

间有较多的脂肪组织，即颞浅间隙。用长弯止血钳自颞浅间隙经颧弓深面向下前方深入，可达颊脂体附近的颊部间隙，联系临床感染蔓延的途径。

2. 解剖咬肌间隙　在颧弓下缘切断咬肌，讨论咬肌的附着及咬肌间隙。在下颌乙状切迹处分离并切断咬肌的血管、神经。在颧弓上将骨膜行"H"切开，用骨膜剥离器剥离骨膜，用线锯或骨剪剪断一段颧弓（即咬肌附着部分）。观察颞肌在下颌骨喙突、下颌升支及磨牙后区的止点。

3. 解剖面侧深区　自下颌支1/2的下颌孔上方穿过一根线锯，锯断下颌支，锯时要用骨膜剥离器深入下颌支的内面以保护其深面的组织。然后掀起下颌支上部断端，切除骨膜，暴露面侧深区。讨论颞下间隙及翼下颌间隙的境界，主要内容结构，联系感染的来源、蔓延的途径。结合标本，观察翼内、外肌的起止点。

去除骨膜，结合标本，观察翼静脉丛的交通，联系颅内、外静脉的通连和上牙槽后神经阻滞麻醉时常出现血肿的原因。

去除翼静脉丛，在下颌髁状突颈部的深面，翼外肌的浅面解剖上颌动脉、静脉。联系颞颌关节手术或行上颌骨手术时的临床意义。在上颌动脉根部的上、下缘分别剥离出脑膜中动脉和下牙槽动脉。在翼内肌的表面分离出下牙槽神经和舌神经直至下颌孔水平，注意它们的走行，联系下牙槽神经、舌神经的阻滞麻醉。舌神经相当于下颌第三磨牙时的位置关系，联系临床上下颌第三磨牙手术时易伤舌神经。

（二）标本观察

1. 观察三叉神经上颌支及下颌支的行走及分布。

2. 观察上颌动脉、上颌静脉的分支及分布，注意上颌动脉与髁状突的关系。

3. 观察翼外肌与三叉神经的关系。

4. 观察咽旁间隙的位置、毗邻和内容及交通。

【评定】

评定学生对颌面深层组织的认识情况。

颌面深层组织认识评分

内容	分值	得分
1. 认识三叉神经上颌支及下颌支	3	
2. 分辨上颌动脉、上颌静脉	2	
3. 分辨翼外肌与三叉神经的关系	2	
4. 分辨咽旁间隙的位置、毗邻和内容及交通	2	

学生姓名：　　　　评分：

班级：　　　　教师签名：

日期：

实训十七　口腔内结构、下颌下三角区及颞下颌关节

【目的和要求】

1. 能够认识舌下区的境界、内容及交通。
2. 能够认识舌的结构特点。
3. 能够认识腭部结构特点。
4. 掌握颞下颌关节的解剖特点、毗邻关系及其临床意义。
5. 能够认识下颌下三角的解剖特点。

【实训内容】

(一)解剖操作部分

1. 解剖舌下区,观察其内容,注意舌神经、舌下神经与下颌下腺导管的关系。

2. 解剖腭部,观察切牙孔、腭大孔的位置及通过的神经、血管,观察翼突钩的位置、绕过肌肉及临床意义。

3. 解剖颞下颌关节,观察关节囊、关节盘及关节韧带的解剖特点。

4. 解剖下颌下区,观察下颌下三角的内容,注意各神经、血管与导管间的关系。

(二)标本及图片观察

1. 观察软腭肌肉标本。
2. 观察舌的剖面标本。
3. 观察颞下颌关节标本。
4. 观察舌下腺、下颌下腺位置,观察口底肌肉的组成。

【实训器材】

1. 头颈部尸体及解剖器械。
2. 有关内容的标本及图片。

【方法与步骤】

(一)解剖操作步骤

1. 解剖舌下区　自下唇中部行全层切开,直达下颌骨下缘。将下颌骨下缘的软组织切断直至骨缘,用骨膜剥离器分离骨膜,切断颏神经,切开下颌骨舌侧黏膜,拔除左下中切牙或右下中切牙,自下颌骨中间用线锯锯断,将其掀起,用骨膜剥离器游离翼内肌附丽与下颌角的部分,去除骨膜,观察舌下区的位置及解剖结构。注意舌下腺的位置、形态和大小,舌下腺导管的特点。注意观察舌下腺与舌体之间的重要结构,如下颌下腺导管、舌神经、导管与舌神经的交叉、舌下动脉、舌深静脉、舌下静脉、舌下神经等的位置、走行,及与舌下腺的关系。切开舌骨舌肌可见舌动脉,观察其走行。联系临床手术中保护这些结构。

2. 腭部解剖　从腭部一侧黏膜上,距龈缘 1 ~ 2 mm 处,从侧切牙向后直到上颌结节后方切开,达骨面。剥离骨黏膜瓣。在侧切口的后端,上颌结节的内后方,可扪及翼钩的

位置。联系腭裂手术中推断翼钩的作用。掀起腭部黏骨膜瓣,找到腭大孔及由孔走出的神经血管束,但不能伤它。认识此孔的位置及神经血管束的名称和功能,联系临床意义。于此侧切口的前端,左上中切牙与右上中切牙之间的切牙乳头处其骨面为切牙孔及由孔走出的鼻腭神经血管束。认识其位置、功能及临床意义。结合标本看软腭肌肉。

3. 解剖下颌下三角区　沿已切开的下颌骨下缘下方之皮肤及颈阔肌切口,切开颈深筋膜浅层。于下颌骨下缘与下颌下腺之间寻找下颌下淋巴结,观察其位置,联系其接受淋巴的范围。剥离下颌下腺腺鞘,显露下颌下腺。对比剥离腮腺鞘膜与下颌下腺鞘有何不同。在咬肌前下角的下颌骨下缘处,找出面动脉及面前静脉,观察它们的位置关系,与下颌下淋巴结、面神经下颌缘支及下颌下腺的关系。继而分离下颌下腺下方,将下颌下腺从二腹肌、中间腱、舌骨舌肌、下颌舌骨肌等表面分离出来。应注意下颌下腺深方的舌下神经及其伴行静脉。然后将下颌下腺牵向前上,在下颌下腺的后上方,二腹肌后腹及茎突舌骨肌的上缘处找到面动脉的近心端。再进一步往前上方分离下颌下腺上部分的深面,将下颌舌骨肌拉向前,显露由上而下排列有舌神经、下颌下腺导管及下颌下腺深部与舌下腺相接触。注意舌神经与下颌下腺的关系,其间有下颌下神经节相连。在下颌舌骨肌与舌骨舌肌之间,由上往下观察舌神经、下颌下腺导管、舌下神经及其伴行静脉的毗邻关系,舌神经与下颌下腺导管的鉴别及交叉的形态与位置。

4. 解剖颞下颌关节　显露颞下颌韧带和关节囊后,在其上做"T"形切开,翻开关节囊,活动髁状突断端,识别关节盘外侧面,切断关节盘与关节囊的外侧联结处。结合标本观察关节囊、关节盘、上下关节腔的结构特点及其附丽、关节韧带等。观察颞下颌关节与腮腺、面神经颞面支、颞支、外耳道、中耳、翼外肌的毗邻关系。

(二)标本观察

1. 观察软腭肌肉标本,了解肌纤维方向及作用。

2. 观察舌的剖面标本,了解舌内肌、舌外肌的走行,明确其在舌体运动中的作用。

3. 观察颞下颌关节标本,了解关节囊、关节盘、上下关节腔的结构特点及其附丽、关节韧带等。了解其韧带的起止点及作用。

4. 观察舌下腺、下颌下腺位置,了解其与下颌舌骨肌的关系。

【评定】

几项基本操作技术评分

内容	分值	得分
1. 认识软腭肌肉标本	2	
2. 认识舌的剖面标本	3	
3. 认识颞下颌关节	2	
4. 认识舌下腺、下颌下腺位置	3	

学生姓名:　　　　评分:

班级:　　　　教师签名:

日期:

实训十八　颈部诸结构

【目的和要求】

1. 能够认识颈动脉三角区与颈外动脉结扎有关的解剖内容。

2. 能够认识颈清扫有关的解剖内容。

【实训内容】

(一)解剖操作部分

1. 解剖颈前区,观察部分舌骨下肌群的起止点及部分神经。

2. 解剖胸锁乳突肌区,观察颈鞘结构。

3. 解剖颈动脉三角区,观察其内容物。

(二)标本及图片观察

1. 观察颈筋膜分层模型及标本。

2. 观察颈部肌肉的分层。

3. 观察颈部有关的脑神经、颈淋巴结、胸导管、颈交感干、颈鞘、膈神经、臂丛。

【实训器材】

1. 头颈部尸体及解剖器械。

2. 有关内容的标本及图片。

【方法与步骤】

(一)解剖操作步骤

1. 在颈正中切开皮肤直达胸骨颈静脉切迹,再沿锁骨向后切开皮肤、颈阔肌直达胸锁乳突肌后缘,翻起皮肤颈阔肌瓣,观察颈外静脉走行并观察胸锁乳突肌、肩胛舌骨肌、胸骨舌骨肌、胸骨甲状肌、斜方肌等的位置、起止点、外形。了解颈部分区。寻找颈神经丛浅支、枕小神经、锁骨上神经、耳大神经。

2. 切开锁骨上区的颈深筋膜浅层,于锁骨上缘上 1 ~ 1.5 cm 处,分别切断胸锁乳突肌的胸、锁骨头,将胸锁乳突肌翻起,再于锁骨上 1.5 cm 处切开颈血管鞘。显露颈内静脉、颈总动脉及迷走神经。观察它们的排列关系。在分离颈内静脉下端时,注意邻近之左胸导管或右淋巴导管以及胸膜顶。结合临床讨论其意义。

3. 继续沿锁骨平面向后剥离。于椎前筋膜浅面,在肩胛舌骨肌与斜方肌前缘相交处,将肩胛舌骨肌后下腹切断。在锁骨上三角可观察肩胛上、颈横动脉、静脉,以及汇入锁骨下静脉的颈外静脉下端,并可观察椎前筋膜深面、前斜角肌前缘下行的膈神经和位于前中斜角肌之间的臂丛神经。在颈后三角区,于斜方肌前缘距锁骨上约 5 cm 处,可观察副神经的走行。继续沿之向上剥离于副神经穿出胸锁乳突肌后缘。在分离颈后三角底面时,应识别颈丛神经、膈神经及臂丛。结合标本观察颈丛皮支的分布。联系颈丛皮支阻滞麻醉。观察颈交感干的位置。

4. 解剖颈动脉三角区,观察颈动脉窦和颈动脉体的位置。观察舌下神经呈弓形跨过颈内、外动脉的表面，有舌下神经发出降支，在颈鞘前面下行，与第三颈神经分支构成舌下神经襻。分离出颈外动脉在颈部的分支：甲状腺上动脉、舌动脉、面动脉、枕动脉和咽升动脉。仔细鉴别颈内、外动脉。联系颈外动脉结扎的注意点。

（二）标本观察

1. 观察颈筋膜分层模型及标本，了解各层颈筋膜所覆盖的内容。

2. 观察颈部肌肉的分层，了解颈部分区的依据。

3. 观察胸锁乳突肌区标本，了解颈淋巴结的排列分布。

4. 观察颈部深层标本，了解有关的脑神经、胸导管、颈交感干、颈鞘、膈神经、臂丛等结构的位置。

【评定】

评定学生对颈部诸结构的认识情况。

颈部结构认识评分

内容	分值	得分
1. 认识颈筋膜分层模型及标本	3	
2. 认识颈部肌肉的分层	3	
3. 认识胸锁乳突肌区标本	2	
4. 认识颈部深层标本	2	

学生姓名：　　　　评分：

班级：　　　　教师签名：

日期：

实训十九　气管颈段、头皮、顶骨、肋骨、髂骨

【目的和要求】

能够认识与口腔颌面部手术有关的气管颈段，了解头皮、顶骨、肋骨和髂骨的解剖特点及临床意义。

【实训内容】

1. 操作　气管颈段、头皮、顶骨、肋骨及髂骨（若无全身尸体，只做前3项）。

2. 看标本　气管颈段解剖，头皮层次、顶骨内、外板。

【实训器材】

1. 头颈部尸体。若有胸部及髂骨尸体就更好。除一般解剖器械外，准备电机小裂钻及骨凿。

2. 有关内容的标本及图片。

【方法与步骤】

（一）解剖操作步骤

1. 气管颈段解剖　自环状软骨下缘至胸骨上切迹，沿正中线纵行切开皮肤及皮下

组织。分离颈浅筋膜、颈深筋膜浅层及颈白线(颈深筋膜浅、中两层在中线结合成2~3 mm宽的颈白线),再分离颈深筋膜中层及其包被的胸骨舌骨肌和胸骨甲状肌。在颈深筋膜中层与气管颈段前面之间,有颈脏器筋膜壁、脏两层形成的气管前间隙。其中有甲状腺奇静脉、甲状腺下静脉,有时还有甲状腺最下动脉。在气管颈段第2~4气管软骨环的前方,有甲状腺峡部横过。讨论气管切开术的注意事项。

2. 头皮解剖　顺发际切开达骨面,然后在头颈部矢状切开皮肤、皮下组织、颅顶肌、帽状腱膜、颅骨外膜,了解头皮的层次。联系临床头皮外伤及头皮瓣的应用。

3. 顶骨解剖　按上述头皮切口向后翻至顶骨处,或另从顶骨处做冠状切口。翻转皮瓣。用裂钻在顶骨处前后方向刻出1 cm×4 cm的骨条,深度只许穿过皮质骨外板,不能伤及骨内板。然后在骨条的外边再钻去一窄条骨,并使其成一斜面,以便下一步用单斜面平头凿子,水平角度铲下上述骨条。结合标本,了解颅骨两层骨皮质的特点。联系取顶骨条做移植骨时的解剖层次及方法。

4. 肋骨解剖　于第八肋处,起自肋软骨前端,顺第八肋骨缘向后弧形切口,切开皮肤、皮下组织及深筋膜,将创缘向两侧牵引。观察肋间内外肌的起止点及走行的方向。观察肋间静脉、动脉及神经。剥离肋间肌时注意方向。分离肋间肌后,显露肋骨。联系临床取肋骨做移植时的注意事项。

5. 髂骨解剖　于髂骨嵴内侧皮肤,按取骨长度,顺髂嵴切开皮肤、皮下组织以及覆盖髂嵴的肌肉。讨论髂骨切取手术时皮肤切口的注意点及其临床意义。向两侧牵开创缘,充分暴露髂嵴后沿髂嵴切开骨膜,并切断髂嵴内外侧之肌肉附丽。继而用骨膜剥离器与手术刀,由上向下分离髂嵴与其下方的内外侧骨膜和肌肉。用骨凿自髂嵴的内侧,切取髂嵴内侧分及相连的髂翼内面骨板和骨松质一块。联系临床取髂骨的注意点。

(二)标本观察

观察颈部标本,了解颈部诸结构的毗邻关系。

【评定】

评定学生对气管及各骨组织的观察认识能力。

气管及骨组织观察认识评分

内容	分值	得分
1. 认识气管颈段解剖	2	
2. 认识头皮解剖	2	
3. 认识顶骨解剖	2	
4. 认识肋骨解剖	2	
5. 认识髂骨解剖	2	

学生姓名:　　　　评分:

班级:　　　　教师签名:

日期:

第二章　口腔材料学

实训一　口腔材料见习

【目的和要求】

1. 能够认识口腔常用材料。

2. 能说出口腔常用材料主要用途。

【实训内容】

1. 讲解口腔材料产品和临床制品，或观看“口腔材料与临床应用”教学 VCD 光盘。

2. 示教几种口腔材料的使用方法。

3. 阅读口腔材料样品的产品说明书。

【实训器材】

藻酸盐类印模材、加热固化型基托树脂、锻造合金、铸造合金、铸造包埋材料、切削、研磨材料、牙胶尖、银汞合金及说明书。

【方法与步骤】

1. 老师讲解各类口腔材料样品的名称、组成、性能、用途。

2. 老师讲解各类临床修复体的材料组成、简单制作工艺和临床用途。

3. 同学仔细阅读口腔材料样品的产品说明书。

【注意事项】

1. 以产品的名称、外观形态、主要组成、主要性能和用途为线索，逐步加深感性认识。

2. 有条件可观看教学 VCD 光盘。

【思考题】

1. 红蜡片是哪种蜡型材料？

2. 牙托水的用途是什么？

3. 复合树脂有哪些种类？

【评定】

评定学生对口腔材料见习的掌握程度。

口腔材料见习评分

内容	分值	得分
1. 认识口腔常用材料	1.0	
2. 正确说出口腔材料的分类	1.5	
3. 正确说出口腔材料主要用途	1.5	
4. 正确说出口腔材料的性能	1.5	
5. 红蜡片是哪种蜡型材料	1.5	
6. 牙托水的用途是什么	1.5	
7. 复合树脂有哪些种类	1.5	

学生姓名：　　　　　　评分：
班级：　　　　　　　　教师签名：
日期：

实训二　口腔印模材料和模型材料的调拌及流动性实训

【目的和要求】

1. 能够掌握藻酸钾印模材料、普通石膏、人造石的调拌方法。
2. 能够说出藻酸钾印模材料、普通石膏、人造石的主要用途。

【实训内容】

1. 藻酸钾印模材料的调拌及对其凝固反应的对比观察。
2. 普通石膏和人造石的调拌及对二者凝固反应的观察。

【实训器材】

藻酸盐类印模材料、橡皮碗、石膏调刀、普通石膏、人造石。

【方法与步骤】

藻酸盐类印模材料调拌及流动性实训步骤如下。

1. 取适量水　用橡皮碗盛适量的水，备用。
2. 加入印模粉　将与水 1∶1 比例的藻酸盐印模材料加入水中。
3. 调拌均匀　用调拌刀快速将水和粉调拌均匀，至糊状。
4. 观察变化　用秒表计算其完全凝固所需时间，并观察这一过程中所出现的变化。
5. 凝固后的状态　观察凝固后的状态，分析过程中发生的化学变化。
6. 完成实训　总结本次实训，完成实验。

熟石膏调拌步骤如下。

1. 取适量水　用橡皮碗盛适量的水，备用。
2. 加入石膏粉　按粉水比例为 2∶1，即粉∶水 = 100 g∶(40～50) mL，进行调和。

3. 调拌均匀　沿同一方向进行调拌，调和时间约为 40 s。

4. 观察变化　用秒表计算其完全凝固所需时间，并观察这一过程中所出现的变化。

5. 完成实训　总结本次次实训，完成实验。

【注意事项】

1. 用天平准确称取实训材料。

2. 配置藻酸盐类印模材料时，一定要充分溶解并搅拌均匀。

3. 放置负荷时避免施加外力，并尽量使试片两平面成平行。

4. 不同材料的流动性的表征指标和测试方法有所不同，例如水门汀的流动性是用薄膜厚度来表征的。但是，考虑到不同材料流动性的可比性，本实训都采用藻酸盐印模材料的流动性实训方法。

5. 可用粉型藻酸盐印模材料代换化学固化型硅橡胶印模材料做本实训。

【思考题】

1. 海藻酸盐印模材料的主要成分及其作用。

2. 比较分析实训材料的流动性大小及其影响因素。

【评定】

评定学生对口腔印模材料和模型材料的调拌及流动性实训的掌握程度。

口腔材料和模型材料的调拌及流动性实训评分

内容	分值	得分
1. 正确说出藻酸盐印模材料的主要成分	1.5	
2. 正确说出藻酸盐印模材料的作用	1.5	
3. 正确说出普通石膏的主要成分	1.5	
4. 正确说出人造石的主要成分	1.5	
5. 调拌比例正确	1.5	
6. 调拌方法正确	1.5	
7. 观察凝固后的状态，分析过程中发生的化学变化	1.0	

学生姓名：　　　　评分：

班级：　　　　教师签名：

日期：

实训三　义齿基托树脂的固化实训

【目的和要求】

1. 能够掌握义齿基托树脂的调拌。

2. 能够正确掌握义齿基托分期并观察各期变化。

3. 能够掌握临床填塞型盒最佳时期。

【实训内容】

自凝基托材料的固化实训。

【实训器材】

自凝牙托水、粉、调拌杯、调拌刀或雕刀、5 mL 注射器、玻璃板。

【方法与步骤】

1. 将适量自凝牙托粉倒入调拌杯。

2. 用 5 mL 注射器将自凝牙托水滴入调拌杯的牙托粉中，直至完全浸湿粉。

3. 用调拌刀稍微搅拌，玻璃板加盖。

4. 观察自凝基托材料固化过程分期。

【注意事项】

1. 调和反应变化是一连续物理变化过程，以上六期只是为了便于掌握，人为划分的，并无严格界限。

2. 各期的到达时间和持续时间，也会受到调和比例、室温等因素的影响。

3. 面团期是充填型盒的最佳时期，因此，掌握面团期的变化特点十分重要。

4. 在室温 20 ℃左右，按照常规调和比例，从调和开始一般在 20 min 就可到达面团期，整个面团期历时约 5 min，临床操作时必须掌握好这两个时间，以便能从容地完成充填型盒的操作。

【思考题】

1. 根据本实训，如何才能保证自凝基托材料固化后的最佳性能？

2. 自凝和热凝基托材料在粉液比和最佳临床操作期及其出现时间方面有何不同？

3. 自凝基托材料和化学固化复合树脂在固化形态方面有何异同？

4. 比较实训材料的最高放热温度和固化时间。

5. 阻聚剂对聚合反应有何影响？

6. 操作义齿基托材料时，有人手上出现皮疹，为什么？

【评定】

评定学生对义齿基托树脂的固化实训掌握程度。

义齿基托树脂的固化实训评分

内容	分值	得分
1. 说出义齿基托的组成	1.5	
2. 调拌比例正确	1.5	
3. 调拌方法正确	1.5	
4. 正确说出分期及维持时间	1.5	
5. 正确说出最佳临床操作期	1.5	
6. 实训材料的最高放热温度和固化时间	1.5	
7. 自凝基托材料和化学固化复合树脂在固化形态方面有何异同	1.0	

学生姓名：　　　　评分：

班级：　　　　教师签名：

日期：

实训四　水门汀调和实训

【目的和要求】

1. 能够掌握口腔常见水门汀的种类。

2. 能够掌握水门汀如何进行调拌。

3. 能够掌握口腔常用材料黏结性能的测试方法，比较不同黏结材料的黏结性能。

【实训内容】

黏结材料固化时间的测定。

【实训器材】

磷酸锌水门汀、玻璃离子水门汀、玻璃板、水门汀调拌刀、塑料调拌刀、纸板。

【方法与步骤】

1. 磷酸锌水门汀的调和　将粉液比适量置于冷的玻璃板上，将粉末分成数小份，平握不锈钢调拌刀，将一份粉末加入液内调拌，调拌刀应紧贴玻璃板上旋转调拌，粉液调和均匀后，再逐份加入粉末调拌至所需要的拉丝状稠度，整个调制在 1 ~ 2 min 内完成。

2. 玻璃离子水门汀的调和　取适量粉液在纸板上用塑料调拌刀进行调和，可一次性加入粉末调和至所需要的稠度。调和时间一般在 30 ~ 60 s 完成。

【注意事项】

1. 玻璃板的温度应以 18 ~ 24 ℃为宜。

2. 粉液调和后，再加入第二份粉末，切勿粉液未调和均匀急于加入第二份粉末。

3. 调和过程中尽量在玻璃板上散开，以尽快散热。

4. 粉液调和比决定磷酸锌水门汀的强度和黏结性能。粉多、液少、固化快，黏结性能差；粉少、液多、固化时间长，黏结性能好，而强度差。粉液调和不均匀将影响磷酸锌水门汀的强度和黏结性能。

5. 切勿用金属调拌刀进行玻璃离子水门汀的调和，以免着色。

6. 玻璃离子水门汀黏固用材料的粉液比为(1.3 ~ 1.5) : 1，充填用者通常为3 : 1。

7. 玻璃离子水门汀通常Ⅰ型用作黏结固位，Ⅱ型用作充填修复，Ⅲ型用作衬层垫底。

【思考题】

1. 深龋的患牙可用哪种水门汀直接垫底？

2. 儿童乳牙龋坏可用哪种水门汀直接填充？

【评定】

评定学生对水门汀调和实训的掌握程度。

水门汀调和实训评分

内容	分值	得分
1. 正确说出水门汀分类	1.5	
2. 正确选择合适工具	1.5	
3. 掌握硫酸锌水门汀正确的调和	1.5	
4. 掌握玻璃离子水门汀正确的调和	1.5	
5 正确说出水门汀的用途	1.5	
6. 正确掌握黏结材料固化时间	1.5	
7. 正确说出水门汀的强度和黏结性能与哪些因素有关	1.0	

学生姓名：　　　　评分：

班级：　　　　教师签名：

日期：

第三章　口腔组织病理学

实验一　釉　质

【目的和要求】

1. 能够说出牙釉质在牙体组织中的分布部位、厚度和组织学结构。

2. 能够说出生长线、釉板、釉丛、釉梭的成因。

【实验内容】

观察牙釉质纵断磨片、横断磨片和幻灯片。

【实验器材】

牙磨片、显微镜、幻灯片。

【方法与步骤】

1. 前牙和后牙釉质纵断磨片

(1)肉眼观察　牙釉质在牙体组织的分布部位、厚度及表面形态。

(2)镜下观察

1)低倍镜观察　釉质生长线,注意其形态、走行特点;后牙窝沟形态,釉牙本质界的部位、形态特点,釉板形态及贯穿深度。

2)高倍镜观察　釉柱、釉柱横纹的形态特点;直釉、绞釉的分布特点;窝沟底部和近牙颈部釉柱排列方向;釉板的结构;釉梭的部位、形态和颜色。

2. 牙齿横断磨片

(1)低倍镜观察　釉质生长线、釉板、釉丛、釉梭的分布与形态特点;釉牙本质界的位置形态特点;注意有无釉柱横断区;注意釉丛和釉梭区别。

(2)高倍镜观察　釉柱横断面的形态特点(鱼鳞状);釉柱、釉板、釉丛、釉梭的形态特点。

3. 观察釉质结构幻灯片。

【评定】

评定学生对釉质结构的掌握程度。

釉质结构掌握评分

内容	分值	得分
牙釉质纵断磨片		
生长线	2	
釉牙本质界	2	
釉丛	2	
釉梭	2	
釉板	2	

学生姓名：　　评分：

班级：　　教师签名：

日期：

实验二　牙本质、牙骨质、牙髓

【目的和要求】

1. 能够描绘牙本质、牙骨质、牙髓的组织学结构。

2. 学会牙本质、牙骨质、牙髓的理化特性和临床意义。

【实验内容】

1. 观察牙齿纵断磨片、横断磨片。

2. 观察牙本质、牙骨质、牙髓组织学切片和幻灯片。

【实验器材】

牙磨片、幻灯片、显微镜、牙本质、牙骨质、牙髓组织学切片。

【方法与步骤】

1. 前牙和后牙纵断磨片

(1)肉眼观察　牙本质、牙骨质和牙髓腔的分布及彼此之间的关系，注意牙本质、牙骨质的厚度和颜色。

(2)镜下观察

1)低倍镜观察　釉牙本质界；牙本质小管的形态、排列方向；球间牙本质、继发性牙本质、修复性牙本质、牙本质死区等分布位置及形态特点，部分切片可见透明层；牙骨质层板；细胞性牙骨质和无细胞性牙骨质的部位、形态特点；釉牙骨质界的形态并注意牙骨质与牙釉质的连接特点。部分牙齿可观察到牙本质生长线。

2)高倍镜观察　牙本质小管形态及方向；球间牙本质、托姆斯颗粒层、修复性牙本质的形态特点；牙骨质层板、牙骨质陷窝及小管的形态和分布特点；穿通纤维。

2. 牙齿横断磨片

(1)低倍镜观察　牙本质小管及釉牙本质界，牙本质生长线的形态及走行特点。

（2）高倍镜观察　牙本质小管、球间牙本质、牙本质小管横断时的管间牙本质和管周牙本质。

3. 牙齿组织切片

（1）低倍镜观察　牙釉质是否存在；牙本质小管、继发性牙本质、前期牙本质的分布部位及形态特点；髓室、髓角、根管的形态；成牙本质细胞、牙髓细胞的分布部位及形态特点，牙髓的血管分布；牙骨质各部位的厚度、形态结构特点。

（2）高倍镜观察　牙本质小管及其方向；前期牙本质的部位及形态；成牙本质细胞、牙髓细胞的分布和形态；牙髓中血管和神经的分布；牙骨质各部位的厚度、形态结构；穿通纤维排列特点。

4. 观察牙本质、牙髓组织幻灯片。

【评定】

评定学生对牙本质、牙髓结构的掌握程度。

牙本质、牙髓观察评分

内容	分值	得分
牙本质、牙髓组织		
前期牙本质	2	
成牙本质细胞层	2	
乏细胞层	2	
多细胞层	2	
固有牙髓	2	

学生姓名：　　　　评分：

班级：　　　　教师签名：

日期：

实验三　牙周组织

【目的和要求】

1. 学会牙龈、牙周膜主纤维束排列及走行特点。
2. 能够区分牙周膜主纤维束的排列及走行方向。

【实验内容】

1. 观察前牙唇舌向牙体牙周组织切片及幻灯片。
2. 观察磨牙近远中向牙体牙周组织切片及幻灯片。

【实验器材】

模型、牙周组织切片、幻灯片。

【方法与步骤】

1. 前牙唇舌向牙体牙周组织切片

(1) 肉眼观察　牙龈沟的位置、牙周膜的厚度、固有牙槽骨的位置、骨密质和骨松质的分布。

(2) 镜下观察

1) 低倍镜观察　牙龈上皮的分布特点，龈沟上皮和结合上皮的部位、形态特点；龈沟底的位置；牙龈各纤维束的部位、方向；牙周膜主纤维束的排列和分布方向，注意有无越隔纤维；固有牙槽骨中的束状骨、层板骨及哈弗系统的组织结构；松质骨中骨小梁的方向；通过牙槽骨进入牙周膜的血管；牙周上皮剩余。

2) 高倍镜观察　牙龈表面上皮、龈沟上皮、结合上皮形态结构特点；各组牙周膜纤维排列；固有牙槽骨中的穿通纤维及束状骨的形态，有无牙槽骨的新生及吸收，形态特点如何；牙周膜中其他细胞成分，如成纤维细胞、成骨细胞、成牙骨质细胞、上皮剩余和牙骨质小体的部位及形态。

2. 磨牙近远中向牙周组织切片

(1) 肉眼观察　牙周膜的位置、牙槽骨的轮廓、骨密质和骨松质的分布、牙槽嵴与越隔纤维。

(2) 镜下观察　越隔纤维和牙周膜纤维的根间组，其他组纤维同前牙唇舌向切片。

3. 观察牙周组织幻灯片。

【评定】

评定学生对牙周纤维的掌握程度。

牙周纤维观察评分

内容	分值	得分
牙周组织		
牙槽嵴组	2	
水平组	2	
斜行组	2	
根尖组	2	
根间组	2	

学生姓名：　　　　评分：

班级：　　　　教师签名：

日期：

实验四　口腔黏膜

【目的和要求】

1. 学会口腔黏膜的基本组织学结构。

2. 能够指出被覆黏膜、咀嚼黏膜和特殊黏膜的结构特点。

3. 学会口腔黏膜的功能。

【实验内容】

观察唇、舌、腭等口腔黏膜切片。

【实验器材】

唇、舌、腭等口腔黏膜切片，幻灯片，显微镜。

【方法与步骤】

1. 唇黏膜切片

(1)肉眼观察　唇的外表面为皮肤，内表面为黏膜。两者相移行处为唇红。

(2)镜下观察

1)皮肤　观察皮肤表皮的细胞层次，真皮的乳头层和网状层，皮下组织及皮肤附属器。

2)唇红部　上皮的分层，固有层乳头及血管　注意唇红部与皮肤的过渡，其黏膜下层是否有小涎腺或皮肤附属器。

2. 软硬腭黏膜切片　镜下观察：软硬腭黏膜上皮角化层、粒层、棘层和基底层的特点，黏膜下层的特点。

3. 舌背黏膜切片　上皮钉突和固有层乳头的特征。

镜下观察：①舌背黏膜上皮，注意有无角化，有无黏膜下层，丝状乳头和菌状乳头的形态特点；②轮廓乳头，观察其形态特点，环形沟，味蕾，味腺的开口及味腺的形态、腺泡性质及分布位置。

【评定】

评定学生对口腔黏膜基本组织学结构的掌握程度。

口腔黏膜观察评分

内容	分值	得分
硬腭黏膜		
角化层	2	
颗粒细胞层	2	

续表

内容	分值	得分
棘细胞层	3	
基底层	3	

学生姓名：　　　　评分：

班级：　　　　　　教师签名：

日期：

实验五　涎腺组织

【目的和要求】

1. 学会涎腺的一般组织结构。

2. 学会大涎腺的组织结构特点。

【实验内容】

观察三大唾液腺的组织学结构。

【实验器材】

三大唾液腺组织切片、幻灯片、显微镜。

【方法与步骤】

1. 腮腺

(1)腺泡　全部由浆液性腺泡组成，腺泡间可见较多脂肪组织，纤维组织将腺泡分成小叶状。

(2)导管

1)闰管　管腔小，管壁薄，细胞矮立方形，胞浆淡，核位于细胞中央。

2)分泌管　较多，管壁厚，由单层柱状细胞构成，核圆形，位中央，胞浆粉红色，基底面有纵纹。

3)排泄管　位于小叶间，管腔大，管壁由高柱状细胞构成，有时可呈双层细胞排列，腔内常见分泌物。

(3)小叶间　可见少量淋巴细胞浸润。

2. 下颌下腺

(1)腺泡　以浆液性腺泡为主，并有少数黏液腺腺泡和混合性腺泡，小叶间排列紧密。

(2)导管　分泌管较腮腺多见，而闰管较少。

3. 舌下腺

(1)腺泡　以黏液腺为主，并含有混合性腺泡。

(2)导管　分泌管较腮腺和颌下腺明显减少。

(3)小叶间　可见灶性淋巴细胞浸润。

【评定】

评定学生对涎腺组织基本组织学结构的掌握程度。

涎腺组织观察评分

内容	分值	得分
腮腺	4	
下颌下腺	3	
舌下腺	3	

学生姓名：　　　　评分：

班级：　　　　教师签名：

日期：

实验六　牙的发育

【目的和要求】

学会牙齿发育的全过程，牙齿发育的不同时期形态分化和细胞分化特征。

【实验内容】

观察牙齿发育各阶段切片及幻灯片。

【实验器材】

牙齿发育各阶段切片、幻灯片、显微镜。

【方法与步骤】

1. 牙胚蕾状期切片

(1)低倍镜观察　蕾状期成釉器的外形，注意成釉器深面结缔组织的变化，成釉器与牙板及口腔黏膜的关系。

(2)高倍镜观察　蕾状期成釉器的细胞形态，细胞增生分化情况，深面结缔组织细胞有无排列上的变化。

2. 牙胚帽状期切片

(1)低倍镜观察　成釉器的形态特点，牙齿胚胎发育的各部分如牙板、成釉器、牙乳头、牙囊、牙胚与周围组织的关系，颌骨的发育情况等。

(2)高倍镜观察　成釉器的形态及构成，外釉上皮、内釉上皮、星网状层的位置及细胞形态；注意牙乳头的位置及细胞构成，细胞形态特点；纤维成分的多少；牙囊的位置及形态特点。

3. 牙胚钟状期和硬组织形成早期切片

(1)低倍镜观察　成釉器的形态特点，内釉上皮的排列结构及形态特点，外釉上皮的排列，星网状层细胞，牙乳头（注意其中的血管及纤维），牙囊；注意观察恒牙胚的位置及其与乳牙胚的关系，牙槽骨的发育情况；注意观察牙齿硬组织形成期的牙釉质基质、牙本质基质、前期牙本质特点。

（2）高倍镜观察　构成成釉器的内釉上皮、外釉上皮、星网状层和中间层及细胞形态，如有硬组织形成，再观察成釉细胞的形态、牙釉质基质的形态；牙乳头的细胞形态特点，硬组织形成者注意成牙本质细胞的分布及形态，牙髓的血管及纤维；牙囊的细胞形态；牙板的形态。

4. 观察牙齿发育各阶段组织学幻灯片。

【评定】

评定学生对成釉器钟状期组织学结构的掌握程度。

成釉器钟状期观察评分

内容	分值	得分
成釉器钟状期		
外釉上皮层	2	
星网状层	3	
中间层	2	
内釉上皮层	3	

学生姓名：　　　　评分：

班级：　　　　教师签名：

日期：

实验七　龋　病

【目的和要求】

1. 能够区分早期釉质龋的病理变化、牙本质龋的病理变化。

2. 学会釉质龋及牙本质龋的病变发展过程、发病原理。

【实验内容】

观察早期釉质龋、牙本质龋的切片及幻灯片。

【实验器材】

幻灯片、切片、显微镜。

【方法与步骤】

1. 早期釉质平滑面龋磨片

（1）肉眼观察　龋的位置、外形、颜色变化。

（2）镜下观察

1）低倍镜观察　龋病的轮廓。

2）高倍镜观察　典型病变的体部变化（纹理清楚），暗带、表层及透明层的变化特点。注意有的病变无透明层，有的病变分层不典型；病变中色素沉着的特点。

2. 早期釉质窝沟龋磨片

（1）肉眼观察　龋的位置、外形、颜色变化。注意牙本质有无改变。

（2）镜下观察

1）低倍镜观察　窝沟周围牙釉质的变化，注意有无典型早期釉质龋的分层变化；釉柱及釉柱横纹、生长线有无变化，有无暗带、透明层，其外形与平滑面龋有何不同；窝沟底部及深部牙本质有无变化；龋与釉板的关系。

2）高倍镜观察　典型病变的体部变化（纹理清楚），暗带、表层及透明层的变化特点。注意有的病变无透明带，有的病变分层不典型；病变中色素沉着的特点。

3. 牙本质龋磨片

（1）肉眼观察　龋洞的形态，龋洞周围牙体组织的颜色改变。

（2）镜下观察　龋洞处牙本质的颜色改变，裂隙形成。观察深部有无透明牙本质形成、修复性牙本质形成。

4. 牙本质龋切片

（1）低倍镜观察　龋洞的外形，细菌侵入层的病理变化，如牙本质小管扩张、串珠样结构、坏死灶的形态、裂隙的方向。

（2）高倍镜观察　扩张牙本质小管中的细菌；牙髓有无变化，有无修复性牙本质的形成，其位置与龋病的关系。

5. 观察釉质龋和牙本质龋的幻灯片。

【评定】

评定学生对早期釉质平滑面龋的病理变化掌握程度。

早期釉质平滑面龋观察评分

内容	分值	得分
早期釉质平滑面龋		
透明层	2	
暗层	3	
病损体部	3	
表层	2	

学生姓名：　　　　评分：

班级：　　　　教师签名：

日期：

实验八　牙髓病

【目的和要求】

1. 掌握各种牙髓病的病理变化及相互关系。

2. 能够说出牙髓病的病因及主要临床表现。

【实验内容】

观察各类牙髓炎的病理变化。

【实验器材】

各类牙髓炎切片、显微镜、幻灯片。

【方法与步骤】

1. 急性浆液性牙髓炎

(1)牙本质龋　坏死崩解层和细菌侵入层。

(2)牙髓充血　位于髓角处,该处血管扩张充血,成牙本质细胞层消失,部分区域牙本质小管内有炎症细胞浸润。

(3)浆液渗出　渗出液积聚于牙髓纤维间。

(4)炎症细胞浸润　为少量中性粒细胞和淋巴细胞、浆细胞。

2. 牙髓脓肿

(1)牙本质龋。

(2)牙髓脓肿,位于一侧髓角下方,中央为脓腔,腔内有脓液,部分在制片过程中流失,周围为脓肿壁,其中有急性和慢性炎症细胞浸润,血管扩张充血。

(3)脓肿冠方及附近成牙本质细胞消失,其余牙髓基本正常。

3. 溃疡性牙髓炎

(1)牙本质龋已穿髓。

(2)髓室顶仍有少量龋坏牙本质,髓室内肉芽组织,其中有较多的慢性炎症细胞浸润。

(3)根管内牙髓血管扩张充血,并伴有钙化。

4. 增生性牙髓炎　肉眼观察:①牙髓腔暴露;②牙髓腔内充满肉芽组织,其毛细血管和纤维细胞增生,慢性炎症细胞浸润;③肉芽组织浅表的部分区域可发生溃疡。

【评定】

评定学生对各类牙髓炎病理变化的掌握程度。

牙髓病观察评分

内容	分值	得分
急性浆液性牙髓炎	2	
牙髓脓肿	3	
溃疡性牙髓炎	2	
增生性牙髓炎	3	

学生姓名：　　　　评分：

班级：　　　　教师签名：

日期：

实验九　根尖周病

【目的和要求】

1. 学会根尖肉芽肿、囊肿和脓肿的病理变化。

2. 能说出根尖周病的病因和临床表现。

【实验内容】

观察各型根尖周病的切片及幻灯片。

【实验内容】

各型根尖周病的切片、幻灯片、显微镜。

【方法与步骤】

1. 慢性化脓性根尖周炎切片

(1)低倍镜观察　有无龋病，牙体组织丧失情况，是否残冠或残根；根尖周围有无炎细胞浸润；有无瘘管形成及瘘管的开口位置；根尖处牙周膜的厚度有无变化；有无牙槽骨吸收。

(2)高倍镜观察　根尖周围慢性脓肿的位置、形态结构、炎症细胞的种类；脓液排出途径，即瘘管的走行及开口，开口处或瘘管内有无上皮覆盖；脓肿周围有无纤维组织增生和包绕；牙周膜中炎症细胞浸润及牙槽骨有无吸收或新生。

2. 根尖肉芽肿切片　镜下观察：①根尖附近的肉芽肿中上皮增生程度；②成纤维细胞增生程度；③炎症细胞浸润的种类与分布；④血管有无扩张和增生；⑤肉芽肿周围纤维包绕特点；⑥牙周膜与牙槽骨的病理改变。

3. 根尖周囊肿切片

(1)低倍镜观察　牙体组织的情况；根尖周围的牙周膜和牙槽骨的病理改变；囊肿的位置及构成特点，囊腔内容物的特点。

(2)高倍镜观察　囊肿壁的构成特点(纤维组织囊壁及上皮衬里)，注意纤维性囊壁的厚度，内有无炎细胞浸润，有无胆固醇结晶形成；囊肿内衬上皮的类型，增生情况，有无透明小体形成，上皮的延续性如何，囊腔内容物的特点，有无细胞及细胞种类。

4. 观察根尖周病的病理幻灯片。

【评定】

评定学生对各类牙周炎病理变化的掌握程度。

根尖周病观察评分

内容	分值	得分
慢性化脓性根尖周炎	3	
根尖肉芽肿	4	
根尖周囊肿	3	

学生姓名：　　评分：

班级：　　教师签名：

日期：

实验十　牙周组织病

【目的和要求】

1. 学会牙周组织病的病理变化。

2. 学会临床表现。

【实验内容】

观察牙周炎近远中切片、X 射线片。

【实验器材】

牙周炎近远中切片、X 射线片、显微镜。

【方法与步骤】

（一）组织切片：牙周炎近远中切片

1. 有的颈部牙骨质表面附着棕褐色无结构的牙石，部分牙石表面尚可见炎性渗出物。

2. 牙龈表面上皮呈网状增生，固有层乳头较浅，血管扩张充血，慢性炎症细胞浸润。

3. 牙周袋：袋壁上皮网状增生，固有层乳头较浅，血管扩张充血，慢性炎症细胞浸润，结合上皮向根方增殖，并出现上皮钉突。

4. 牙槽骨：牙槽骨嵴顶有吸收，表面有慢性炎症细胞浸润。

5. 牙周韧带中有慢性炎症细胞浸润，在磨牙根分叉牙周韧带中见有大量慢性炎症细胞浸润，伴脓肿形成，根面牙骨质及牙槽骨吸收，在吸收处有破骨细胞。

（二）X 射线片：牙周炎全口牙片

牙体上附着少量牙石，牙槽骨呈水平型或垂直型吸收，牙周韧带间隙增宽。

【评定】

评定学生对牙周组织病病理变化的掌握程度。

牙周组织病观察评分

内容	分值	得分
牙石	2	
牙周袋	3	
牙槽骨	2	
X 射线片	3	

学生姓名：　　　评分：

班级：　　　教师签名：

日期：

实验十一　口腔黏膜病

【目的和要求】

1. 学会口腔黏膜病常见的基本病理变化。

2. 学会常见口腔黏膜病，如白斑、扁平苔藓、天疱疮、类天疱疮、复发性口腔溃疡等的病理特点。

【实验内容】

观察常见口腔黏膜病的切片及幻灯片。

【实验器材】

白斑切片、天疱疮切片、扁平苔藓切片、慢性盘状红斑狼疮切片、口腔黏膜病幻灯片、显微镜。

【方法与步骤】

1. 口腔黏膜白斑切片

（1）低倍镜观察　上皮表面的形态特点，是否平坦，有无过度角化，是过度正角化还是过度不全角化；颗粒层细胞是否明显；细胞层次；棘细胞层是否增生；基底细胞层是否完整；基底膜能否见到；上皮钉突是否延长；固有层有无炎细胞浸润。

（2）高倍镜观察　角化的性质；颗粒细胞是否明显；棘细胞有无细胞间桥，细胞大小是否一致，基底细胞有无分裂现象，基底膜是否完整；固有层炎细胞浸润的范围和细胞种类。注意观察有无上皮异常增生及上皮异常增生的程度。

2. 扁平苔藓切片

(1)低倍镜观察　上皮表面是否过度角化；颗粒层是否明显；棘层是否增殖；上皮钉突是否延长；基底细胞是否明显；固有层有无炎细胞浸润带。

(2)高倍镜观察　基底细胞有无空泡性变，有无液化变性，基底膜是否清楚，上皮内有无炎细胞浸润；固有层炎细胞浸润带的细胞种类，近上皮处有无胶样小体，血管有无变化，固有层有无色素。

3. 慢性盘状红斑狼疮切片

(1)低倍镜观察　上皮表面有无过度角化及角化类型，有无角质栓形成；颗粒层有无变化；上皮厚度有无改变；基底细胞有无空泡或液化变性；基底膜是否清晰；固有层炎细胞浸润的程度及范围。

(2)高倍镜观察　基底细胞有无液化变性，基底膜是否能见到；固有层炎细胞浸润程度及细胞种类，近基底膜处是否能见到胶样小体，是否有纤维蛋白样物质沉积；胶原纤维与血管有哪些变化，深部组织炎细胞浸润特点如何，是否有灶状浸润。

4. 观察口腔黏膜病病理幻灯片。

【评定】

评定学生对口腔黏膜病常见的基本病理变化的掌握程度。

口腔黏膜病观察评分

内容	分值	得分
口腔黏膜白斑	2	
扁平苔藓	2	
慢性盘状红斑狼疮	2	
天疱疮	2	
类天疱疮	2	

学生姓名：　　　　评分：

班级：　　　　　　教师签名：

日期：

实验十二　口腔颌面部囊肿

【目的和要求】

学会牙源性囊肿的发生和病理变化。

【实验内容】

1. 含牙囊肿。

2. 黏液囊肿。

【实验器材】

含牙囊肿切片、黏液囊肿切片。

【方法与步骤】

1. 含牙囊肿

(1)囊肿内含有一牙齿的牙冠。

(2)囊壁上皮为复层鳞状上皮,部分上皮较薄,只有 2~3 层,部分区域上皮增生,并出现上皮钉突。

(3)囊壁外层为环形排列的纤维组织,近上皮处有慢性炎症细胞浸润。

2. 黏液囊肿

(1)囊肿表面有正常口腔黏膜,其下方有一囊腔。

(2)囊壁为纤维组织,其中毛细血管扩张充血,并有少量炎症细胞浸润。

(3)囊腔内有黏液,其中有少量慢性炎症细胞和吞噬细胞。

(4)囊肿一侧有少量小唾腺组织及肌肉组织。

【评定】

评定学生对常见口腔颌面部囊肿基本病理变化的掌握程度。

口腔颌面部囊肿观察评分

内容	分值	得分
含牙囊肿	5	
黏液囊肿	5	

学生姓名:　　　　评分:

班级:　　　　教师签名:

日期:

实验十三　牙源性肿瘤

【目的和要求】

学会常见牙源性肿瘤的病理变化。

【实验内容】

1. 成釉细胞瘤。

2. 牙源性角化囊性瘤。

3. 混合性牙瘤。

【实验器材】

常见牙源性肿瘤切片、显微镜。

【方法与步骤】

1. 成釉细胞瘤

(1)肿瘤上皮细胞和纤维组织间质组成。

(2)肿瘤上皮排列成滤泡状或条索状。

(3)滤泡状和条索状上皮团块周围为柱状或立方形细胞,中央为星网状细胞。

(4)有的上皮团块中央发生囊性变或鳞状化生。部分区域可见肿瘤上皮与口腔黏膜上皮相连接。

2. 牙源性角化囊性瘤

(1)囊壁上皮为复层鳞状上皮,较薄,5~8层,一般无上皮钉突。

(2)上皮表层有角化,呈波浪状。

(3)棘层较薄。

(4)基底层排列整齐,立方形或低柱状,核染色较深。

(5)部分切片的纤维囊壁中有微小囊肿。

(6)纤维囊壁中尚可见到胆固醇沉着及异物巨细胞反应。

3. 混合性牙瘤

(1)肿瘤周围有不完整之包膜。

(2)肿瘤中釉质、牙本质、牙骨质和牙髓排列紊乱。

(3)釉质:紫红色,横切面鱼鳞状,纵切面纤维状。

(4)牙本质:红色和暗红色,可见牙本质小管。

(5)牙骨质:红色,其边缘有深紫色的反折线。

(6)牙髓与牙乳头组织相似,有时表面可见成牙本质细胞。

(7)另外还可见牙源性上皮,有的呈成釉器样,有的呈条索状。

【评定】

评定学生对常见口腔颌面部肿瘤基本病理变化的掌握程度。

牙源性肿瘤观察评分

内容	分值	得分
成釉细胞瘤	4	
牙源性角化囊性瘤	4	
混合性牙瘤切片	2	

学生姓名:　　　　评分:

班级:　　　　教师签名:

日期:

实验十四　涎腺肿瘤

【目的和要求】

学会常见涎腺肿瘤的病理变化。

【实验内容】

1. 涎腺多形性腺瘤。

2. 腺淋巴瘤。

3. 黏液表皮样癌。

4. 腺样囊性癌。

【实验器材】

涎腺多形性腺瘤切片、黏液表皮样癌切片、腺淋巴瘤切片、腺样囊性癌切片。

【方法与步骤】

1. 涎腺多形性腺瘤

(1)肿瘤表面有纤维包膜,其外有腮腺组织,伴有慢性炎症。

(2)肿瘤上皮:立方形、柱状、梭形、扁平形,有的排列成腺管样,管腔内有嗜伊红的分泌物,有的排列成片状、条索状或散在分布。

(3)黏液样组织:组织比较疏松,色淡,其中散在的有星形细胞或梭形细胞。

(4)软骨样组织:与黏液样组织相互移行,呈均质状,色淡,其中散在的上皮细胞被包埋在均质状的组织中,细胞周边有空晕似软骨细胞。

2. 腺淋巴瘤

(1)肿瘤有纤维包膜。

(2)肿瘤由上皮和淋巴样组织组成。

(3)上皮成分形成不规则的大腺管或囊腔。上皮细胞呈双层排列,内层为高柱状细胞,细胞核近于细胞顶端,排列整齐,基底层为立方形细胞,细胞排列紊乱。

(4)间质内大量淋巴细胞密集,并有淋巴滤泡形成。

3. 黏液表皮样癌

(1)肉眼观察:见肿瘤中有许多大小不等的腔隙。

(2)镜下观察:肿瘤主要由黏液细胞和表皮样细胞组成,肿瘤上皮有的围成大小不等的腔隙,腔内有黏液,有的形成上皮团块,其中央有小的空隙。

(3)部分切片肿瘤表面有正常黏膜,部分区域黏膜上皮与肿瘤上皮相连。肿瘤周围有许多黏液腺。

4. 腺样囊性癌

(1)在黏液及肌肉内有许多大小不等的上皮团块。肿瘤上皮细胞较小,核相对较大,深染。

(2)有的上皮团块较大,中央有许多圆形腔隙,呈筛状结构。腔隙内有黏液,有的上皮团块呈管状,有两层或多层细胞构成,内层为立方形,外层为多角形,有的上皮呈条索状,有一至三排细胞组成。

(3)肿瘤细胞可以浸润黏液腺、肌肉、神经和脂肪组织等。

【评定】

评定学生对常见涎腺肿瘤基本病理变化的掌握程度。

涎腺肿瘤观察评分

内容	分值	得分
涎腺多形性腺瘤	3	
腺淋巴瘤	3	
黏液表皮样癌	2	
腺样囊性癌	2	

学生姓名: 评分:

班级: 教师签名:

日期:

第四章　口腔内科学

实训一　口腔检查与病历书写

【目的和要求】

1. 学会口腔内科一般检查方法。
2. 能进行牙髓活力测试并说出临床意义。
3. 在教师指导下进行口腔特殊检查。
4. 学会书写口腔门诊病历。

【实训内容】

1. 介绍口腔检查的基本器械及器械的使用方法、诊治的体位。
2. 示教口腔检查的基本检查方法和特殊检查方法。
3. 病历书写。
4. 学生分组进行练习。

【实训器材】

一次性器械盘、口罩、帽子、口镜、探针、镊子、棉签、咬合纸、牙胶棒、1%碘伏。

【方法与步骤】

(一)基本检查器械

首先由教师讲解,然后同学分组互相检查,主要检查器械包括口镜、探针、镊子。

1. 口镜的主要作用有:①反光聚光,增加被检查部位的照明;②反映被检查部位的影像,使能看到视线不能直接达到的部位;③牵拉或拨压唇、颊、舌等软组织,口镜柄还可作叩诊用。

2. 探针的主要作用有:①检查牙面的缺陷;探测患牙的感觉,以发现敏感部位;②检查皮肤或黏膜的感觉功能。

3. 镊子的主要作用有:①夹住牙齿,以测其动度;②夹取腐败组织和异物;③夹取敷料或药物。

(二)检查前调整诊治体位

调节椅位,以便检查,并保证患者的安全和舒适。

1. 调节背靠的位置,使上缘平患者肩部,以便支持腰部,头靠与患者枕部接触,以保持头部的固定。

2. 检查上颌牙时，使上颌平面与地平面约成45°，高度与医师肩部平齐，医师位于患者右前方或右后方。治疗下颌牙时，使下颌平面与地面近于平行，高度与医师肘部相齐，医师位于患者右后方或右前方。

（三）器械的使用

1. 器械的握持方法：握笔法和掌拇指握法。

2. 器械的支持和保护：支持和保护可使工具固定，限制工具运动的幅度，以防工具滑动及损伤邻近组织。支持点以距工作部位近，并且在硬组织上最好，尽可能支持在同侧牙上。

（四）口腔检查方法

1. 一般检查方法　先对患者作一般性观察，应先观察患者的神志、面色、发育、营养状况，一般性观察后，详细询问病史，在了解疾病发生发展的基础上，进行客观检查。

（1）问诊　问诊的目的是全面了解疾病的发生、发展、病因、诊治经过及效果等，问诊时态度宜亲切，条理清楚，语言要通俗易懂，主要是针对患者的主诉、现病史、既往史和家族史等进行问诊。

1）主诉　是患者就诊的主要原因及迫切需要解决的问题。询问的内容包括主要的症状、病变部位和发病时间。

2）现病史　是指进一步了解病情，包括发病的日期，发病的最初症状及病情的发展过程，曾做过哪些检查及治疗，效果如何等。

3）既经史　主要了解患者过去的嗜好、生活习惯、职业、月经、妊娠史，过去的健康状况，对某些药物和食物有无过敏史等。

4）家族史　主要询问家庭成员中有无类似的疾病发生，有无影响后代的遗传性或传染性疾病。

（2）视诊　通过视觉对患者进行系统地诊查，观察患者的表情、神态、发育、营养、颜色、形状、功能活动有无异常及患者的心理和社会素质的变化，先检查主诉部位，再检查其他部位，主要包括观察颌面部、牙齿、牙龈、口腔黏膜等。

（3）探诊　利用探查器械进行检查，着重探查龋齿、牙齿对机械刺激的反应、牙周袋、窦道等病变的部位、范围及反应情况。探龋洞时选尖头探针；探龈沟或牙周袋时选用有刻度的钝头探针，探测其部位、深浅及范围；探窦道时用脓肿探针，探其方向及深度。

（4）叩诊　用镊子或口镜的柄端，叩击牙冠，根据患者的感觉，来判断根尖组织和牙周膜的反应，分垂直叩诊和侧方叩诊。垂直叩诊是叩击方向与牙体长轴一致，检查根尖周组织的病变；侧方叩诊是叩击方向与牙体长轴垂直，检查牙周膜一侧的病变。叩诊时先叩正常牙，后叩患牙，力量不宜过猛。正常牙叩诊时无疼痛，根尖有病变时叩诊可诱发不同程度的疼痛。临床记录用叩痛（-）、（+）、（++）、（+++）分别表示无叩痛、轻度叩痛、中度叩痛、重度叩痛。

（5）扪诊　利用手的触觉或器械的按压来进行检查的方法。了解病变的部位、范围、大小、形状、硬度、质地、压痛、波动感、凹陷性水肿等。

(6)嗅诊　利用嗅觉协助检查的方法。有些疾病患者有特殊臭味,如腐败坏死性感染及口腔癌等。

(7)咬诊　患者上下牙咬合,以检查牙及牙周组织情况,可空咬、咬棉卷等。

(8)牙齿松动度检查。

1)以毫米计算松动的幅度　Ⅰ度松动:松动幅度在 1 mm 以内。Ⅱ度松动:松动幅度为 1 ~ 2 mm。Ⅲ度松动:松动幅度大于 2 mm。

2)以牙冠松动方向计算　Ⅰ度松动:唇(颊)舌(腭)方向松动。Ⅱ度松动:唇(颊)舌(腭)方向松动,伴有近远中方向松动。Ⅲ度松动:唇(颊)舌(腭)方向松动,伴有近远中方向与垂直方向松动。

2. 口腔特殊检查法

(1)牙髓活力测试(温度测试)　正常牙髓对 20 ~ 50 ℃的温度刺激无明显反应,但病变牙髓的温度耐受阈发生变化,即遇突然、明显的温度变化时,不同状态的牙髓会诱发不同的反应,如敏感、疼痛、迟钝或无反应。因此,可根据牙髓对温度的不同反应来判断牙髓是否患病,病变的发展阶段,以及牙髓的活力是否存在。

1)测试方法　牙髓温度测试包括冷测法和热测法。①冷测法,选用冷水、小冰棒、氯乙烷、二氧化碳或雪等作为冷刺激源,在患牙唇、颊面颈 1/3 处进行测试。②热测法,选用热水、热牙胶棒、慢速旋转的橡皮轮或热蜡刀作为热刺激源,在患牙唇、颊面颈 1/3 处进行测试。

2)牙髓活力测试结果判读　患牙在温度测验时的不同反应,对判断牙髓状态有重要意义:①出现短暂的轻、中度感觉或不适反应(与对照牙一样),表示牙髓活力正常;②出现疼痛或酸痛反应,但刺激去除后疼痛立刻消失,表示牙髓敏感,多为可复性牙髓炎的反应;③引发疼痛或加剧原有疼痛,刺激去除后仍持续一段时间,为不可复性牙髓炎的反应;④出现快速、剧烈疼痛,为急性牙髓炎的反应;⑤出现迟缓且不严重的疼痛,为慢性牙髓炎的反应;⑥热诊加重,冷诊缓解,为急性化脓性牙髓炎的反应;⑦无反应,表示牙髓坏死。

(2)麻醉试验　选择性阻断神经冲动的传导,以帮助诊断当放射性牙痛时病变牙的部位。

(3)透照法　利用强光照射牙齿组织,借牙透光度的不同来辅助诊断病变牙,如牙隐裂、死髓牙等。

(4)X 射线检查　根据 X 射线显示的影像,结合临床检查及其他检查方法,达到以下两个目的:即发现疾病及确定病损的部位和范围;治疗前后的检查及疗效和判断。

(5)实验室检查　包括细菌涂片及培养、活体组织检查、血液及尿检查、脱落胞检查等。

(五)病历书写

病历是诊断和治疗的依据,同时又是科学研究和教学工作的资料,医师必须以严肃态度,认真对待病历记录工作。

病历书写包括:①常规资料,包括姓名、性别、年龄、民族、婚姻、职业、出生地、住址及电话等；②主诉、现病史、既往史、家族史、口腔检查记录、会诊记录、诊断、治疗计划、治疗过程记录以及医师签名。

【评定】

评定学生对口腔内科检查方法和病历书写的掌握程度。

口腔内科检查方法和病历书写评分

内容	分值	得分
1. 口腔检查器械		
正确使用器械	1	
2. 一般检查内容		
问诊方法的准确性	1	
探诊方法的准确性	1	
视诊方法的准确性	1	
触诊方法的准确性	1	
叩诊方法的准确性	1	
牙齿松动度检查正确及描述	1	
3. 一般特殊检查内容		
检查方法的准确性	1.5	
4. 病历书写格式规范、认真	1.5	

学生姓名：　　　　评分：

班级：　　　　教师签名：

日期：

实训二　口腔内科常用器械及使用，认识龋损和窝洞结构

一、口腔内科常用器械及使用

【目的和要求】

1. 认识各类口腔常用器械，了解其使用方法。

2. 能够正确使用及保养口腔常用器械。

【实训内容】

1. 介绍各种口腔常用器械的用途及使用方法。

2. 观察口腔常用器械的结构并练习使用。

【实训器材】

各种口腔常用器械。

【方法与步骤】

1. 介绍及认识各种器械的使用方法及用途：模型、实物

(1)检查器械　包括口镜、探针、镊子。

(2)常用器械　包括挖匙、黏固粉充填器、银汞合金充填器、银汞合金磨光器、银汞雕刻器、银汞合金调拌器、银汞合金输送器、黏固粉调和玻璃板、调拌刀、成型片及型片夹、水枪、气枪等。

(3)钻针　分长柄及短柄。

钢钻包括裂钻、球钻、倒锥钻、梨形钻、磨光钻等。

砂石钻包括轮形、柱形、刀刃形、青果形等。

(4)器械握持法　多采用握笔式，操作时必须注意使用支点，否则可造成器械滑动损伤牙周组织和黏膜。

2. 牙科各类钻机的性能及使用方法

(1)高速手机　介绍主要结构、使用方法、注意事项及保养方法。

(2)直手机　介绍直机结构及保养方法。

(3)弯手机　介绍弯结构及保养方法。

(4)气涡轮机　介绍涡轮机的特点，使用及保养方法。

【评定】

评定学生对口腔内科常用器械及使用的掌握程度。

口腔内科常用器械及使用评分

内容	分值	得分
口腔内科常用器械		
正确认识口腔内科常用器械	4	
正确使用口腔内科常用器械	6	

学生姓名：　　　　评分：

班级：　　　　教师签名：

日期：

二、认识龋损和窝洞结构

【目的和要求】

1. 认识龋病的临床特点，掌握龋病的好发部位及类型。

2. 画出窝洞的分类、结构和命名。

【实训内容】

1. 在标本牙上观察各类龋损的特征及部位。

2. 学习和讨论洞形的分类、结构、名称及备洞的基本原则。

【实训器材】

龋牙标本、X 射线片、挂图、幻灯片、各类洞形的石膏牙模型。

【方法与步骤】

1. 窝洞的分类:G·V·Black 分类,洞形分Ⅰ~Ⅴ类(图 4-1)。

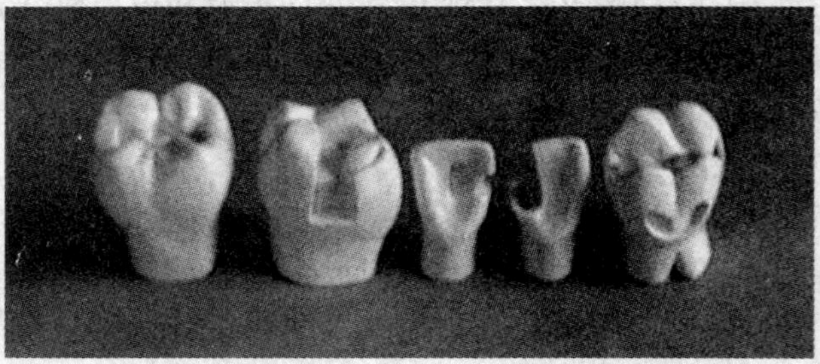

图 4-1　G·V·Black 分类,洞形分Ⅰ~Ⅴ类

2. 窝洞的结构:洞壁、洞角、洞缘角。洞壁及线角的命名。

3. 窝洞的命名:按窝洞所在的部位命名,如𬌗面洞、近中𬌗面洞等。

4. 在标本上观察龋病的色、形、质改变的特征,龋病的好发部位及不同类型龋坏的表现,了解不同程度龋病的判断,区别浅龋、中龋、深龋。

5. 观看各类洞形的石膏牙模型,观察洞形的结构,说出各类洞及各洞壁、线、点角的名称。

6. 讨论制备洞形的基本原则。

【评定】

评定学生对龋损和窝洞结构的认识程度。

认识龋损和窝洞结构评分

内容	分值	得分
1. 正确认识龋损		
正确认识浅龋	2	
正确认识中龋	2	
正确认识深龋	2	
2. 正确认识窝洞结构		
正确认识洞壁	2	

续表

内容	分值	得分
正确认识洞角	1	
正确认识洞缘	1	

学生姓名：　　　　评分：

班级：　　　　教师签名：

日期：

实训三　石膏牙Ⅰ类洞的制备

【目的和要求】

能够在石膏牙模型上制备Ⅰ类洞。

【实训内容】

在石膏牙模型上作Ⅰ类洞。

【实训器材】

3 倍石膏磨牙 1 个，雕刻刀、铅笔、尺子及气枪各一。

【方法与步骤】

1. 认识Ⅰ类洞。

2. 设计外形：用铅笔在殆面设计外形，窝洞在中央窝内，外形线避让尖嵴，顺沟裂扩展并呈一条圆缓的曲线。

2. 雕刻：在外形线内 1 mm 处，用雕刻刀将洞雕刻成盒状，洞深 6 mm。

3. 修整：修整窝洞，使洞缘刚好在外形线上底平壁直，侧壁相互平行，点线角清晰而圆钝的标准盒状洞形。

4. 倒凹：在洞底牙尖下侧髓线角处作倒凹，检查并完成Ⅰ类洞（图 4-2）。

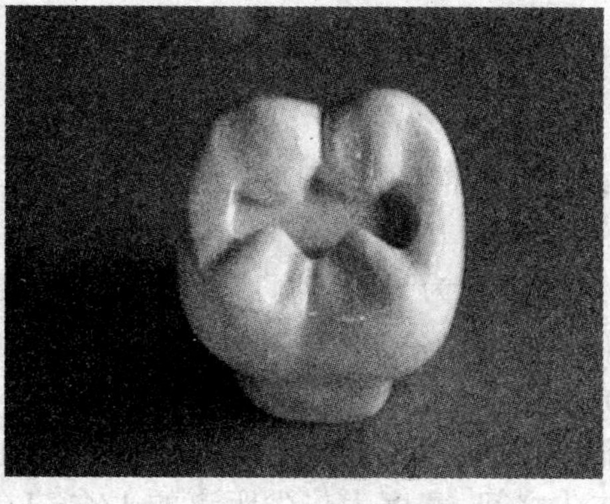

图 4-2　完成后的Ⅰ类洞

【注意事项】

1. 雕刻时掌握好支点，将石膏块状“雕”下，不要呈粉末状“刮”下。

2. 窝洞内的石膏粉末只能用气枪吹去，不能用嘴吹。

3. 洞缘不能超过外形线，洞深按石膏牙和离体牙比例而定，不得大于或小于规定的深度。

【评定】

评定学生对石膏牙Ⅰ类洞制备的掌握程度。

石膏牙Ⅰ类洞制备评分

内容	分值	得分
1. 正确认识Ⅰ类洞	1	
2. 正确画线	1	
3. 石膏牙制备Ⅰ类洞低平	2	
4. 石膏牙制备Ⅰ类洞壁直	2	
5. 石膏牙制备Ⅰ类洞点线角清晰	2	
6. 石膏牙制备Ⅰ类洞洞深符合要求	2	

学生姓名：　　评分：

班级：　　教师签名：

日期：

实训四　石膏牙Ⅱ类洞的制备

【目的和要求】

能够在石膏牙模型上制备Ⅱ类洞。

【实训内容】

在石膏牙模型上作Ⅱ类洞。

【实训器材】

3 倍石膏磨牙 1 个，雕刻刀、铅笔、尺子及气枪各一。

【方法与步骤】

1. 设计外形　将Ⅱ类洞设计为邻𬌗面洞，用铅笔画出Ⅱ类洞的外形线。

(1)邻面　邻面外形呈𬌗方小于龈方的倒梯形，龈壁与颈缘平齐，颊舌壁达自洁区，与龈壁线的交角略成锐角。

(2)𬌗面　以邻面洞形大小设计外形，𬌗面外形呈圆缓的曲线；鸠尾膨大部分在中央窝内，峡部在颊舌二尖之间，宽度为二尖距离的 1/4 ~ 1/3，峡部向颊舌部略外展与邻面颊舌壁相延续。

2. 雕刻

(1)邻面　龈壁平直,宽约 4 mm,颊舌壁略外展,轴壁与邻面外形一致,与牙龈壁垂直,其夹角略小于或等于直角;颊龈、舌龈线角略圆钝,微成锐角。

(2)𬌗面　洞深 6 mm,底平壁直,点线角圆钝,峡应作在髓壁上。

3. 修整　完成洞形,轴髓壁垂直,轴髓线角圆钝,完成Ⅱ类洞的制备(图 4-3)。

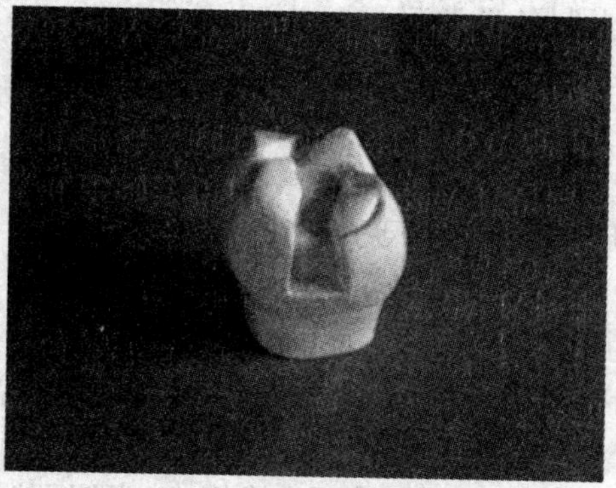

图 4-3　完成后的Ⅱ类洞

【评定】

评定学生对石膏牙Ⅱ类洞制备的掌握程度。

石膏牙Ⅱ类洞制备评分

内容	分值	得分
1. 正确认识Ⅱ类洞	1	
2. 正确画线	1	
3. 邻面龈壁符合要求	1	
4. 邻面轴壁符合要求	1	
5. 邻面颊舌壁符合要求	1	
6. 𬌗面鸠尾符合要求	2	
7. 𬌗面鸠尾峡宽窄合适	2	
8. 石膏牙制备Ⅱ类洞洞深符合要求	1	

学生姓名:　　　　评分:

班级:　　　　教师签名:

日期:

实训五　石膏牙Ⅲ类洞的制备

【目的和要求】

能够在石膏牙模型上制备Ⅲ类洞。

【实训内容】

在石膏模型上作Ⅲ类洞。

【实训器材】

石膏中切牙 1 个，雕刻刀、铅笔、尺子、气枪各一。

【方法与步骤】

1. 设计外形　将Ⅲ类洞设计为邻舌面洞。

(1)邻面　略呈倒梯形，唇壁线与唇面平行，切、龈壁向舌方的梯形，洞缘外形曲线圆缓。

(2)舌面　呈鸠尾形，鸠尾峡部在舌面边缘嵴内，为邻面洞舌方宽度 1/3～1/2，鸠尾膨大部位于舌面凹内，外形线不超过切 1/3，不越过中线，不损伤舌隆突。

2. 雕刻

(1)邻面　唇壁高度约 4 mm，轴壁与牙唇壁、切壁、龈壁垂直，而与邻面外形平行，在轴龈和唇轴切点角处作倒凹。

(2)舌面　洞深 4 mm，髓壁与舌面外形平行，而与侧壁垂直，狭部圆钝以髓壁为基底，洞缘圆缓、梯圆钝。

3. 检查　修整完成洞形，完成Ⅲ类洞的制备(图 4-4)。

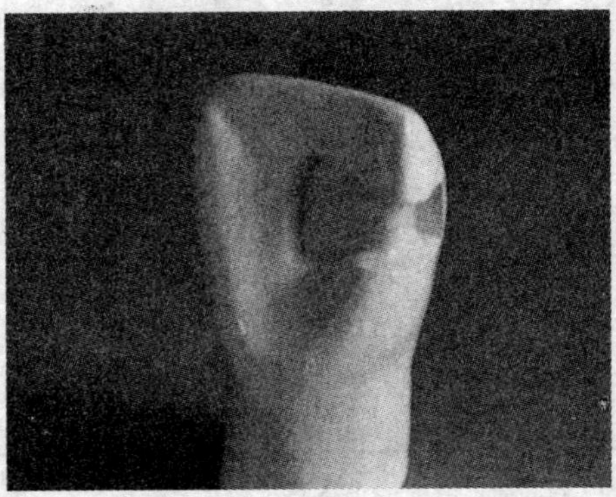

图 4-4　完成后的Ⅲ类洞

【评定】

评定学生对石膏牙Ⅲ类洞制备的掌握程度。

石膏牙Ⅲ类洞制备评分

内容	分值	得分
1. 正确认识Ⅲ类洞	1	
2. 正确画线	1	
3. 邻面唇壁符合要求	1	
4. 邻面轴壁符合要求	1	
5. 邻面切龈舌壁符合要求	1	
6. 舌面鸠尾符合要求	2	
7. 舌面鸠尾峡宽窄合适	2	
8. 石膏牙制备Ⅲ类洞洞深符合要求	1	

学生姓名：　　评分：
班级：　　教师签名：
日期：

实训六　石膏牙Ⅴ类洞的制备

【目的和要求】

能够在石膏牙模型上制备Ⅴ类洞。

【实训内容】

在石膏模型上作Ⅴ类洞。

【实训器材】

3 倍石膏中切牙 1 个，雕刻刀、铅笔、尺子、气枪各一。

【方法与步骤】

1. 设计外形　在双尖牙颊面颈 1/3 设计一椭圆形洞（磨牙为肾形），近远中线不可超过轴角。

2. 雕刻　洞深 4 mm，各侧壁与底垂直，近远中壁略外展，与釉柱方向一致，轴壁与颊面外形一致，呈中央凸，近远中凹的弧面，使各壁深度一致，在𬌗（龈）轴线角处作倒凹。

3. 检查　完成洞形，完成Ⅴ类洞的制备（图 4-5）。

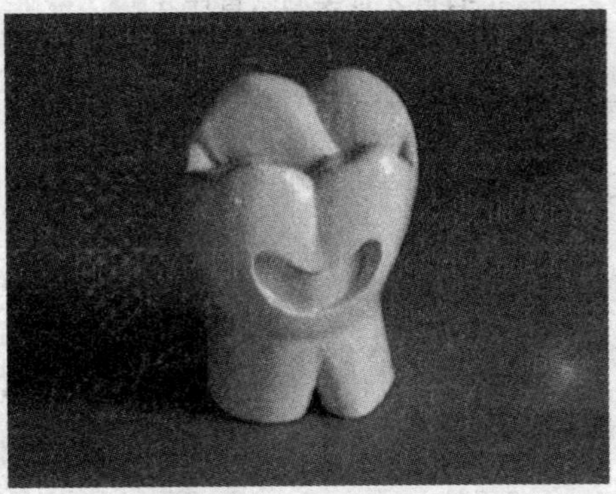

图 4-5　完成后的Ⅴ类洞

【评定】

评定学生对石膏牙Ⅴ类洞制备的掌握程度。

石膏牙Ⅴ类洞制备评分

内容	分值	得分
1. 正确认识Ⅴ类洞	1	
2. 正确画线	2	
3. 近中壁符合要求	1	
4. 远中壁符合要求	1	
5. 龈壁符合要求	1	
6. 洞深符合要求	2	
7. 石膏牙制备Ⅴ类洞洞深符合要求	2	

学生姓名：　　　　评分：

班级：　　　　教师签名：

日期：

实训七　仿头模Ⅰ类洞的制备

【目的和要求】

1. 能够利用仿头模制备Ⅰ类洞。

2. 熟悉制洞器械，掌握器械握持法，有良好的支点，正确使用口镜及间断钻磨法。

【实训内容】

在仿头模上行离体上颌磨牙Ⅰ类洞的制备。

【实训器材】

仿头模、涡轮机、手机、检查器械及各型牙钻。

【方法与步骤】

1. 调节仿头模型使上颌与地面成45°，高度平肘关节，术者站在右后方，左手持口镜，右手持手机，注意选好支点，调节口镜的角度，在口镜下操作。

2. 用涡轮机去除近中凹内釉质达釉牙本质界。

3. 用裂钻深入牙本质内0.2～0.5 mm，并保持此深度沿沟裂扩展，注意避让尖嵴，使形成深约1.5 mm，洞缘曲线圆缓的盒形洞。在上颌磨牙远中凹再作一䏘面洞，步骤同前，注意保护斜嵴。

4. 用探针检查窝洞，可用倒锥钻清理修整洞底，使底平壁直之盒形洞，在牙尖下洞底侧髓线角处作倒凹。

【评定】

评定学生对仿头模Ⅰ类洞形制备的掌握程度。

仿头模Ⅰ类洞形制备评分

内容	分值	得分
1. 正确使用仿头模	2	
2. 正确使用高速手机及各类牙钻	2	
3. 正确调整椅位	1	
4. 器械握持方法正确	1	
5. 支点选择正确	1	
6. 洞外形符合要求	1	
7. 洞深符合要求	1	
8. 洞壁符合要求	1	

学生姓名：　　　　评分：

班级：　　　　教师签名：

日期：

实训八　仿头模Ⅱ类洞的制备

【目的和要求】

1. 能够利用仿头模制备Ⅱ类洞。

2. 熟悉制洞器械，掌握器械握持法，有良好的支点，正确使用口镜及间断钻磨法。

【实训内容】

在仿头模上行离体下颌磨牙Ⅱ类洞的制备。

【实训器材】

仿头模、涡轮机、手机、检查器械及各型牙钻。

【方法与步骤】

1. 调节仿头模上的模型，使高度平肘关节，下颌与地平面平行。

2. 术者在模型右侧面，左手持口镜，右手持手机，以中指和无名指在双尖牙上作支点。

3. 用牙钻磨除近中边缘嵴中份釉质达釉牙本质界。

4. 制备邻面洞形，用中号裂钻在釉牙本质界内牙本质向龈方钻磨直到平齐龈缘，并向颊、舌侧扩展到自洁区（接触区以外）。注意钻磨时，钻针与牙面平行并略向中线聚合使邻面成一龈方大于𬌗方的倒梯形盒状，龈壁宽度为1.5 mm，龈壁的釉质壁略向颈部倾斜，颊壁和舌壁与釉柱方向一致略向外展开，在形成颊舌侧壁时应注意钻针的方向。

5. 用裂钻或倒锥钻从邻面轴壁釉牙本质界下0.2～0.5 mm处，近中边缘嵴中份向中央凹处扩展，形成鸠尾。注意避让颊舌牙尖，峡在边缘嵴内，两牙尖之间宽度为颊舌牙间距的1/4～1/3。

6. 用裂钻和小倒锥钻修整洞形，使点线角明确而圆钝，轴壁与邻面平行，与髓壁垂直，轴髓线角圆钝。

【评定】

评定学生对仿头模Ⅱ类洞形制备的掌握程度。

仿头模Ⅱ类洞形制备评分

内容	分值	得分
1. 正确使用仿头模	2	
2. 正确使用高速手机及各类牙钻	2	
3. 正确调整椅位	1	
4. 器械握持方法正确	1	
5. 支点选择正确	1	
6. 洞外形符合要求	1	
7. 洞深符合要求	1	
8. 洞壁符合要求	1	

学生姓名：　　　　评分：

班级：　　　　教师签名：

日期：

实训九　仿头模Ⅲ类洞的制备

【目的和要求】

1. 能够利用仿头模制备Ⅲ类洞。

2. 熟悉制洞器械，掌握器械握持法，有良好的支点，正确使用口镜及间断钻磨法。

【实训内容】

在仿头模上行离体上颌切牙Ⅲ类洞的制备。

【实训器材】

仿头模、涡轮机、手机、检查器械及各型牙钻。

【方法和步骤】

1. 调节仿头模型使上颌与地面成45°，高度平肘关节，术者站在右后方，左手持口镜，右手持手机，注意选好支点，调节口镜的角度，在口镜下操作。

2. 用牙钻磨除上中切牙舌侧面近中边缘嵴中份釉质达釉牙本质界。

3. 用小裂钻从釉牙本质界向唇面方向钻磨，使唇壁与唇面平行，龈壁与切壁向舌方稍聚合，洞侧壁与轴壁垂直，使邻面部分呈唇壁略长于切壁的四边梯形盒状，洞深约1 mm。

4. 用小倒钻从邻面釉牙本质界下向舌面中线扩展，在舌面凹制备鸠尾，峡在边缘嵴内侧宽度为邻面舌方宽度的1/3～1/2。注意勿损伤舌隆突，不超过切1/3。

5. 用小倒锥钻修整洞形，使侧壁垂直于轴、髓壁。点线角清楚而圆钝，轴髓线角圆钝，洞缘外形呈弧状，可在邻面唇轴龈点角及唇轴切点角和舌面的龈髓线角和切髓线角作弧形倒凹。

【评定】

评定学生对仿头模Ⅲ类洞形制备的掌握程度。

仿头模Ⅲ类洞形制备评分

内容	分值	得分
1. 正确使用仿头模	2	
2. 正确使用高速手机及各类牙钻	2	
3. 正确调整椅位	1	
4. 器械握持方法正确	1	
5. 支点选择正确	1	
6. 洞外形符合要求	1	
7. 洞深符合要求	1	
8. 洞壁符合要求	1	

学生姓名：　　　　评分：

班级：　　　　教师签名：

日期：

实训十　仿头模Ⅴ类洞的制备

【目的和要求】

1. 能够利用仿头模制备Ⅴ类洞。

2. 熟悉制洞器械，掌握器械握持法，有良好的支点，正确使用口镜及间断钻磨法。

【实训内容】

在仿头模上行离体上颌双尖牙Ⅴ类洞的制备。

【实训器材】

仿头模、涡轮机、手机、检查器械及各型牙钻。

【方法和步骤】

1. 调节仿头模上的模型，使高度平肘关节，下颌与地平面平行。术者在模型右侧面，左手持口镜，右手持手机，以中指和无名指在双尖牙上作支点。

2. 用牙钻在颈1/3处磨除表面牙釉质。

3. 用裂钻从牙唇面颈1/3中份钻磨达釉牙本质界下0.2～0.5 mm，并沿牙颈线的曲度向近远中方向扩展，扩展时注意保持钻针深度，使龈壁呈适应颈曲线的圆弧状，龈壁的牙釉质壁向牙颈部微倾斜，以顺应釉柱方向。轴壁凸，与牙冠表面弧度一致。近远中壁的釉质壁向洞口稍敞开，牙本质壁与洞底垂直。

4. 用小倒锥钻修整洞形，并在殆轴和龈轴线角处作倒凹。

【评定】

评定学生对仿头模Ⅴ类洞形制备的掌握程度。

仿头模Ⅴ类洞形制备评分

内容	分值	得分
1. 正确使用仿头模	2	
2. 正确使用高速手机及各类牙钻	2	
3. 正确调整椅位	1	
4. 器械握持方法正确	1	
5. 支点选择正确	1	
6. 洞外形符合要求	1	
7. 洞深符合要求	1	
8. 洞壁符合要求	1	

学生姓名：　　　　评分：

班级：　　　　教师签名：

日期：

实训十一　垫底材料的调拌方法及使用

【目的和要求】

1. 掌握常用垫底材料的性能和使用方法。

2. 能够正确使用窝洞垫底和充填材料。

【实训内容】

磷酸锌水门汀、氧化锌丁香油水门汀和玻璃离子水门汀的调拌、使用。

【实训器材】

口腔检查盘一套、樟脑酚、75%乙醇、气枪、玻璃板、调拌刀、黏固粉充填器、磷酸锌水门汀黏固剂、氧化锌丁香油黏固剂、玻璃离子黏固剂全套。

【方法与步骤】

1. 磷酸锌水门汀垫底

(1)窝洞隔湿,樟脑酚消毒,热空气吹干。

(2)取适量粉、液分别置于清洁干燥的玻璃板上,将粉末分成3～4份,平持调拌刀,使与玻璃板完全接触,将粉末逐份加入液体内摊开旋转调拌至适宜稠度。

(3)用黏固粉充填器取适量调制好的黏固粉于洞缘,用平头压少许粉末将其摊入洞底,轻压使之平铺于洞底。垫底厚度在釉牙本质界下0.2～0.5 mm即可,注意洞壁不应有黏固粉残留。

2. 氧化锌丁香油水门汀暂封及垫底

(1)窝洞隔湿,消毒,热空气吹干。

(2)将粉、液分别置于清洁的玻璃板上,将粉末分成3～4份,用调拌刀将粉逐份加入液体,旋转调拌至所需稠度,用作暂封时可稍稀一些,垫底者需调拌较稠。

(3)取适量黏固粉于洞壁一侧,用黏固粉充填器平头端蘸少许粉末将黏固剂轻轻推送到窝洞轴壁,使平铺于轴壁。注意洞侧壁不应有丁氧膏残留。

3. V类洞玻璃离子水门汀充填

(1)常规窝洞隔湿,用75%乙醇消毒,热空气吹干。

(2)选取适当颜色的陶瓷粉,约按2∶1的比例(质量比),取粉液于塑料板上,用塑料调刀先调入一半粉末后再拌入剩余粉末至黏丝状,注意调拌时间不超过60 s。

(3)用充填器取适量材料沿洞壁送入,注意洞壁务必涂满,要求在3 min内完成外形,或用塑料薄膜加压成形。

(4)用海绵块蘸取保护液涂于充填体表面,吹干,若需打磨应在24 h后进行。

【评定】

评定学生对垫底材料的调拌方法及使用的掌握程度。

垫底材料的调拌方法及使用评分

内容	分值	得分
1. 正确调拌各种垫底材料		
氧化锌丁香油黏固剂的调拌方法正确	1	
磷酸锌黏固剂的调拌方法正确	1	
玻璃离子黏固剂的调拌方法正确	1	
2. 正确使用各种垫底材料		
氧化锌丁香油黏固剂垫底方法正确	2	
磷酸锌黏固剂垫底方法正确	2	
玻璃离子黏固剂垫底方法正确	3	

学生姓名：　　　　评分：

班级：　　　　　　教师签名：

日期：

实训十二　充填材料的调拌方法及使用

一、银汞合金的调拌方法及使用

【目的和要求】

1. 掌握银汞合金的性能、调制及充填方法。

2. 正确使用成型片。

3. 正确使用充填材料银汞合金。

【实训内容】

1. 用银汞合金充填下颌磨牙Ⅱ类洞。

2. 用牙胶暂封窝洞。

【实训器材】

黏固粉充填器、银汞合金研磨器、银汞合金胶囊、银汞合金调拌机、银合金粉、汞、银汞合金输送器、汞合金充填器、成型片及型片夹、楔子、气枪、已垫底的离体牙Ⅱ类洞。

【方法与步骤】

1. 放置成型片和成型片夹子，颈缘放置小楔子。

2. 调制银汞合金

(1)手工调拌　将银合金粉和汞按 5∶8 的比例(质量比)于清洁干燥的乳钵内。将乳钵置于桌上，用握笔法执杵研磨，速度为 120～150 r/min，压力为 1.5 kg，时间为 1 min，至汞与粉充分调和，无游离汞，呈银色光泽，质地细腻柔软，易附着于乳钵壁，可塑性良好。

（2）银汞合金调拌机调拌　将银汞合金胶囊置于调和剂上调拌 30 s 即可。

3. 充填：取出后置于涤棉布上，用手指揉搓 1 min，挤出余汞，此时银汞合金揉搓时有握雪感，指压有指纹，即可充填。用银汞合金输送器，逐次将银汞合金送入窝洞之中，先送入邻面部分，用适合的银汞合金充填器压入点、线角，填压时余汞应剔出洞外，逐层填压。最后使充填体略高出洞缘。

4. 刻形：初步刻形，修整，从颊舌方向取出成型片，并修整龈缘，若有悬突应除之。

5. 调整咬合，去除早接触点。

6. 抛光：用磨光器在充填体表面轻轻推光，24 h 后用磨光钻磨光。

【评定】

评定学生对银汞合金的调拌方法及使用的掌握程度。

银汞合金的调拌方法及使用评分

内容	分值	得分
1. 正确调拌银汞合金	2	
2. 正确使用成型片	2	
3. 充填方法正确	2	
4. 充填后形态良好	2	
5. 抛光及咬合恢复好	2	

学生姓名：　　　　评分：

班级：　　　　教师签名：

日期：

二、复合树脂的充填方法及使用

【目的和要求】

1. 掌握光固化复合树脂充填法及黏结修复法。

2. 掌握酸蚀法的操作要点和注意事项。

3. 会进行光固化复合树脂充填。

【实训内容】

用光固化复合树脂修复Ⅳ类洞。

【实训器材】

黏固粉充填器、小蜡刀、水枪、气枪、75% 乙醇、长方形聚酯薄膜片（或赛璐珞片）、口镜、镊子、探针、纱团、棉球、光固化复合树脂全套、光固化灯。

【方法与步骤】

1. 去龋，牙体预备，洞缘做成短斜面。

2. 清洁牙面。

3. 比色,选择充填材料。

4. 隔湿吹干,暴露的牙本质需垫底。

5. 酸蚀:用小毛刷将酸蚀液涂布于釉壁上 1 min,加压冲洗,用吸唾器或吸冲洗液,注意勿污染酸蚀牙面,吹干,此时牙面呈白垩状。

6. 涂黏结剂,均匀涂薄层,光照 20 s。

7. 充填复合树脂,恢复牙体外形,光照 40 s。若缺损过大过厚,超过 2 mm,应分层分区光照固化。

8. 调𬌗去除早接触点,磨光。

【评定】

评定学生对复合树脂使用的掌握程度。

复合树脂使用评分

内容	分值	得分
1. 正确使用酸蚀剂	2	
2. 正确使用釉质黏结剂	2	
3. 复合树脂充填方法正确	6	

学生姓名: 评分:
班级: 教师签名:
日期:

实训十三 离体前牙、前磨牙、磨牙开髓法

【目的与要求】

1. 能在离体前牙、前磨牙、磨牙上开髓。

2. 学会开髓的步骤及各类牙髓腔预备的方法,为牙髓治疗的临床操作打基础。

【实训内容】

在离体牙上完成前牙、双尖牙、磨牙髓腔的预备。

【实训器材】

多媒体图片、挂图、幻灯片、仿头模、离体牙、高低速手机、钻针。

【方法与步骤】

1. 前牙髓腔预备法:用锋利的小球钻或裂钻在舌面窝中央靠近舌隆突处开钻,钻针方向与舌面垂直,钻至釉牙本质界进入牙本质时,感阻力减小,立即改变钻针方向,使之与牙长轴平行,继续钻入髓腔,然后揭去髓室顶,充分暴露近远中髓角,并使窝洞与根管成近直线的通路。舌面备洞时,位置应准确,不宜过大,以免形成台阶,上颌牙窝洞入口为略带三角的圆形,底向切缘而顶向牙颈部,下颌前牙则为纵径长,近远中径

短的椭圆形。

2. 双尖牙髓腔预备

(1)上颌双尖牙　由殆面中央进入,穿透釉质达牙本质深层后,向颊舌方向扩展,暴露颊舌二髓角揭去髓室顶,窝洞入口位于殆面中央,呈颊舌径长、近远中径短的椭圆形。

(2)下颌双尖牙　窝洞入口在殆面略偏颊侧,呈颊舌径稍长的短的椭圆形。

3. 磨牙髓腔预备

(1)上颌磨牙　由中央窝开钻,钻入牙本质深层时,向颊舌方向扩展为一与髓室顶相应的颊舌较长的近似椭圆形或近似三角形(底在颊侧,尖在腭侧)的深洞,洞偏近中,与髓室顶位置相应,在洞的近中舌尖处穿通髓角,向颊侧开扩即可揭去髓室顶。

(2)下颌磨牙　由中央窝开钻,钻入牙本质深层时,向近远中及颊侧方向扩展,成一近远中径长于颊舌径的长圆形,穿通远中颊髓角,再沿洞底开扩,揭去髓室顶。

【评定】

评定学生对离体前牙、前磨牙、磨牙开髓法的掌握程度。

离体前牙、前磨牙、磨牙开髓法评分

内容	分值	得分
1. 离体前牙开髓		
离体前牙洞外形良好	1	
离体前牙髓室顶揭除干净	2	
2. 离体前磨牙开髓		
离体前牙洞外形良好	1	
离体前磨牙髓室顶揭除干净	2	
3. 离体磨牙开髓		
离体磨牙洞外形良好	2	
离体磨牙髓室顶揭除干净	2	

学生姓名:　　　　评分:

班级:　　　　教师签名:

日期:

实训十四　离体牙失活干髓术

【目的和要求】

1. 能够在下颌磨牙上进行干髓术治疗。

2. 正确使用失活剂及干髓糊剂。

【实训内容】

在离体下颌磨牙上完成干髓术。

【实训器材】

仿头模、离体下颌磨牙、挖匙、黏固粉充填器、小棉球、甲醛甲酚、干髓剂、磷酸锌黏固剂、玻璃板、调拌刀、生理盐水。

【方法与步骤】

1. 开髓,模拟临床封失活剂。

2. 取出暂封物和失活剂。

3. 揭髓顶:用裂钻沿洞壁水平扩展,暴露一侧髓角,保持钻针深度,与𬌗面垂直,沿髓角连线扩展,揭开髓室顶,扩展时注意应沿水平方向用力,勿要向髓室底加压,在扩展的同时,形成固位形和抗力形,注意尽量少磨除牙体组织。

4. 除冠髓:用锐利挖器挖除冠部牙髓,用生理盐水清洗髓腔,棉球拭干。

5. 用浸有甲醛甲酚的小棉球置于根管口约 3 min,棉球拭干,热气枪吹干,取适量干髓剂于髓室,用压器轻压使之与根管口牙髓组织贴合,干髓剂的量一般不超过髓室容积 1/3。

6. 磷酸锌黏固粉垫底,银汞合金充填。

【评定】

评定学生对离体牙失活干髓术的掌握程度。

离体牙失活干髓术评分

内容	分值	得分
正确使用失活剂	2	
正确使用干髓剂	2	
干髓操作步骤正确	4	
正确垫底及充填	2	

学生姓名:　　　　　评分:
班级:　　　　　　　教师签名:
日期:

实训十五　离体前牙根管治疗

【目的和要求】

1. 正确使用根管治疗器械。

2. 能够在离体上中切牙上进行根管治疗。

【实训内容】

在离体上中切牙上做根管治疗。

【实训器材】

仿头模、离体上中切牙、光滑髓针、拔髓针、15～40 号根管扩大针、根管锉和根管充填器、5 mL 冲洗空针、纸尖、挖器、3% H_2O_2、生理盐水、黏固粉充填器、牙胶尖、根管充填糊剂、小棉球、磷酸锌黏固剂、玻璃板、调拌刀。

【方法与步骤】

1. 介绍并认识根管治疗器材

(1)光滑针:为光滑面、渐细有尖,工作端圆形者用于探查根管,呈角形者(三角形或四边形)用于放置棉捻。

(2)拔髓针:工作端有倒钩刺,用于拔除牙髓。

(3)根管扩大针:工作端为排列稍疏的螺旋刀刃,如延长的螺丝,用于切割管壁,扩大根管,通常使用 10～40 号,使用时由小号开始逐号使用。

(4)根管锉:切割刃较密而浅,用于去掉管壁软化牙本质,使管壁光滑,通常使用 10～40 号,使用时由小号开始顺号使用。

2. 上中切牙根管治疗

(1)开髓:开髓部位在舌面凹舌隆突切方,如为邻面龋,则可从邻面龋坏扩至舌面凹,注意勿伤及舌隆突,先用涡轮牙钻垂直于舌面磨除表面釉质,到达釉牙本质界后逐渐改变钻针方向,使与牙长轴方向一致,直到磨至髓室,保持钻针深度,修整开髓孔暴露髓室,最后形成洞外形与舌面外形相似的圆三角形,并与根管成一近似直线的通道。

(2)拔髓:用光滑髓针缓缓插入根管达根尖部,以探测根管方向、形态和通畅程度。再用大小适宜的拔髓针顺光滑髓针方向插入根管内约 2/3,顺时针方向轻轻旋转(转动角度不宜超过 180°),拔出拔髓针,即可拔出根髓,若未拔出根髓或根髓不完整,可重复拔髓到拔出为止。

(3)根管长度的测定

1)参考 X 光片上根管长度。

2)根据医生的手感或病人的感觉确定是否到达根尖孔。

3)将扩锉针先插入根管后再照 X 光片。

4)使用根管长度电测器测定根管长度。

(4)预备根管:用根管扩大针和锉扩大和平整根管,清除管壁感染牙本质,操作时由小号至大号,逐号交替使用扩大针和锉,使用时以顺时针方向旋转进入根管,达根尖孔,旋转角度不宜过大(不超过 180°),贴管壁抽出,根管锉则在根管内贴管壁上、下提插,贴紧管壁拉出,使管壁光滑,操作时注意勿超出根尖孔,以防将感染推出根尖孔,勿强力扩锉以防器械折断于根管内。勿在根管内形成台阶或侧壁穿孔。

(5)清洗根管:用 3% H_2O_2 溶液冲洗根管后,再用生理盐水冲洗。

(6)干燥根管:用纸尖吸干根管内液体后,用烧热的根管充填器插入根管内以干燥根管。

(7)根管充填:选主尖,测主尖长度。用适宜的根管充填器及扩大针蘸牙胶氯仿糊剂涂布于根管壁上,用主尖蘸少许糊剂后插入根管内达根尖孔,再逐根插入牙胶尖(副尖)进行侧方加压,直到挤紧为止。用热挖器齐根管口切除多余牙胶尖,用压器压紧,用氯仿棉球将管壁的牙胶氯仿糊剂擦洗干净。

(8)磷酸锌黏固粉垫底,复合树脂或银汞合金充填。

【评定】

评定学生对离体前牙根管治疗术的掌握程度。

离体前牙根管治疗术评分

内容	分值	得分
正确使用根管治疗器械	1	
扩大根管方法正确	3	
根管消毒方法正确	2	
根管充填方法正确	2	
正确垫底及充填	2	

学生姓名：　　评分：

班级：　　教师签名：

日期：

实训十六　离体牙牙髓塑化治疗

【目的和要求】

1. 能在离体牙上进行牙髓塑化治疗。

2. 了解牙髓塑化治疗的原理。

3. 熟悉塑化剂的性能特点。

【实训内容】

在离体牙上完成塑化治疗。

【实训器材】

仿头模、离体下颌双尖牙、光滑髓针、拔髓针、5 mL 冲洗空针、黏固粉充填器、氧化锌丁香油黏固剂、磷酸锌黏固剂、调拌刀、玻璃板、小棉球、小玻璃杯、塑化液、洗必泰液。

【方法与步骤】

1. 开髓揭髓室顶:用高速手机在下颌双尖牙𬌗面略偏颊尖处磨除牙釉质,用小裂钻暴露颊侧髓角;进入髓室,使裂钻与牙长轴平行沿颊舌二髓角连线揭除髓室顶。

2. 用挖器去除冠部牙髓,用光滑髓针检查根管情况后用拔髓针插入根管上 2/3 拔除根髓,操作时注意器械不要超出根尖孔。

3. 用洗必泰液冲洗根管，干棉球吸干。

4. 完成塑化治疗

（1）配制塑化液：按比例将塑化剂滴入小玻璃杯后搅拌均匀。

（2）用弯头镊子夹取塑化液放入髓室中，用光滑髓针或15号扩大针放入根管，反复提插，以导塑化液入根管，器械进入达根管2/3或接近根尖孔附近即可，不可超出，用小棉球吸干，再加入塑化液，扩大针提插后再吸干。如此反复2～3次，最后一次勿吸出塑化液。

（3）置适量氧化锌丁香油黏固粉于洞内，用浸透塑化液的小棉球将黏固粉压入髓室，棉球擦干窝洞，磷酸锌黏固粉垫底，银汞合金充填。

【评定】

评定学生对离体牙牙髓塑化治疗术的掌握程度。

离体牙牙髓塑化治疗术评分

内容	分值	得分
正确使用牙髓塑化治疗术治疗器械	1	
预备根管方法正确	2	
正确配置塑化剂	2	
导入塑化剂方法正确	3	
正确垫底及充填	2	

学生姓名：　　　　评分：

班级：　　　　教师签名：

日期：

实训十七　社区牙周指数检查

【目的和要求】

1. 能进行社区牙周指数检查。
2. 社区牙周指数的记分标准及注意事项。
3. 会填写社区牙周指数记分表。

【实训内容】

示教社区牙周指数的检查方法，学生分组进行练习。

【实训器材】

CPI探诊、一次性器械盘、碘伏、棉签。

【方法与步骤】

1. 检查器械　使用世界卫生组织推荐的 CPI 牙周探针。探针尖端为一小球，直径为0.5 mm，在距顶端3.5 ~5.5 mm 处为黑色涂没的区域，距顶端8.5 mm 和11.5 mm 处有两条环线。在牙周检查时 CPI 探针的作用是：检查牙龈出血情况，顶端小球可避免探针头部过于尖锐而刺伤牙龈组织导致出血，而误诊为牙龈炎；探测龈下牙石；测牙龈沟或牙周袋的深度，探针在3.5 mm 和5.5 mm 处的刻度便于测定牙周袋深度。

2. 检查项目　CPI 检查内容为牙龈出血、牙石和牙周袋深度。

3. 检查方法　以探诊为主，结合视诊。检查时将 CPI 探针轻缓地插入龈沟或牙周袋内，探针与牙长轴平行，紧贴牙根。沿龈沟从远中向近中移动，作上下短距离的颤动，以感觉龈下牙石。同时查看牙龈出血情况，并根据探针上的刻度观察牙周袋深度。CPI 探针使用时所用的力不超过 20 g，过分用力会引起患者疼痛，有时还会刺破牙龈。

4. 检查指数牙

(1)先将口腔分为6 个区段　17 ~ 14、13 ~ 23、24 ~ 27、47 ~ 44、43 ~ 33、34 ~ 37。

(2)20 岁以上检查 10 个指数牙　17、16、11、26、27、47、46、31、36、37。

(3)20 岁以下检查 6 个指数牙　16、11、26、46、31、36。

5. 记分标准

(1)0 = 牙龈健康。

(2)1 = 牙龈炎，探诊后出血。

(3)2 = 牙石，探诊颗发现牙石，但探诊黑色部分全部露在龈袋外。

(4)3 = 早期牙周病，龈缘覆盖部分探针黑色部分，龈袋深度在 4 ~ 5 mm。

(5)4 = 晚期牙周病，探针黑色部分被龈缘完全覆盖，牙周袋深度在 6 mm 或以上。

(6)x = 除外区段(少于 2 个功能牙存在)。

(7)9 = 无法检查(不记录)。

【注意事项】

WHO 规定，每个区段内必须有 2 颗或 2 颗以上功能牙，并且无拔牙指征，该区段才做检查。成年人的后牙区段，有时缺失一颗指数牙或有拔牙指征，则只检查另一颗指数牙。如果一个区段内的指数牙全部缺失或有拔牙指征时，则检查此区段内的所有其余牙，以最重情况记分。每颗指数牙的所有龈沟或牙周袋都须检查到。每个区段两颗功能牙检查结果，以最重情况记分。以 6 个区段中最高的记分作为个人 CPI 值。

【评定】

评定学生对社区牙周指数检查的掌握程度。

社区牙周指数检查评分

内容	分值	得分
正确使用 CPI 牙周探针	1	
检查方法正确	3	

续表

内容	分值	得分
正确分区	2	
各项检查记录正确	4	

学生姓名：　　评分：

班级：　　教师签名：

日期：

实训十八　牙周探诊检查

【目的和要求】

1. 能独立进行牙周探诊检查。

2. 会正确记录牙周探诊检查的结果。

【实训内容】

示教牙周探诊的检查方法，学生分组进行练习。

【实训器材】

一次性器械盘、牙周探针、碘伏、棉签。

【方法与步骤】

1. 探诊器械：牙周探针的尖端为钝头，顶端直径为0.5 mm，探针上有刻度。

2. 探诊方法

(1)握持器械方法　用改良握笔式握持探针。

(2)找好支点　以口内相邻牙的面或近切缘处的唇面作支点，也可采用口外支点。

(3)探诊力量　探诊力量要轻，为20~25 g。

(4)探诊方向　探入时探针应与牙体长轴平行，探针应紧贴牙面，避免进入软组织，避开牙石而到达袋底，直到在龈沟底感到轻微的阻力。

(5)探诊方法　以提插方式移动探针，探查每个牙的各个牙面的龈沟或牙周袋情况，以了解牙周袋的位置、范围、深度及形状；探查牙齿邻面牙周袋时，探针要紧贴牙邻面接触点探入，并将探针向龈谷方向稍倾斜，以探测到邻面牙周袋的最深处；探诊应有顺序。

3. 影响探诊结果准确性的因素包括探诊力量、探入角度、探针的粗细及形状、探针刻度的精确性、牙石的阻挡以及炎症程度的影响等，探诊检查时应注意这些影响因素。

4. 牙周探诊检查内容

(1)探诊深度(PD)　指龈缘至袋底或龈沟底的距离，以mm为单位记录。健康牙龈的龈沟探诊深度不超过2~3 mm，在健康状态下，探针可进入结合上皮；有炎症时探针会超过结合上皮。进入炎症区达健康结缔组织冠方。经治疗后，结缔组织中炎症细胞浸润消失，胶原纤维新生，使结缔组织对探诊的抵抗力增强，探针不再穿透进入结缔组织中，而是中止在结合上皮内。

(2)附着水平(AL)　指袋(沟)底至釉牙骨质界的距离，也称临床附着水平(CAL)。附着水平的确定是将探诊深度减占釉牙骨质界至龈缘的距离，以 mm 为单位记录；若有龈退缩，则是将探诊深度加上龈退缩的距离。

附着水平是反映牙周组纵破坏程度的重要指标之一，有无附着丧失是区分牙周炎与牙龈炎的重要指标。正常的牙龈附着于釉牙骨质界处，不能探到釉牙骨质界，即无附着丧失；患牙龈炎时，牙龈附着的位置不变，仍在釉牙骨质界处，即使因牙龈肿胀而导致探诊深度增加，临床上同样不能探到釉牙骨质界，无附着丧失；牙周炎时因有附着丧失，则能探到釉牙骨质界。附着水平对制订治疗计划、确定手术与否及手术方案的制订、估计预后及判断疗效均有意义。

(3)探诊后出血　探诊出血这一指标不能作为病情进展的指标，是探诊后不出血却可以作为牙周组织处于稳定阶段的较好指标。如果多数部位都存在探诊出血，可以预示有可能附着丧失在进展，它是附着丧失加重的重要危险指标之一。

(4)龈下牙石　龈下牙石是沉积于龈缘之下，附着在龈沟或牙周袋内的牙面上，用探针才能检查到。

(5)根分叉病变的探查　用普通的弯探针或专门设计的 Nabers 探针探查多根牙的分叉区。检查上颌磨牙时，先探查颊侧中央处的根分叉区，再从腭侧分别探查近中和远中的根分叉区，但有的会有变异，需从颊侧探入；检查下颌磨牙时，从颊侧和舌侧中央处分别探查根分叉区。探查的内容应包括：探针能否水平方向探入分叉区，水平探入的深度，分叉的大小，有无釉质突起，根柱的长度，根分叉区是否有牙龈覆盖，注意检查根分叉区是否暴露。

【评定】

评定学生对牙周探诊检查的掌握程度。

牙周探诊检查评分

内容	分值	得分
正确使用牙周探诊检查器械	1	
握持器械方法正确	1	
探诊力量适当	1	
探诊方向正确	1	
探诊位点正确	1	
探诊检查记录正确	5	

学生姓名：　　　　评分：

班级：　　　　　　教师签名：

日期：

实训十九　龈上洁治术 1——手用器械

【目的和要求】

1. 能使用手用器械洁治龈下牙石。

2. 能正确识别和使用龈上洁治器械。

【实训内容】

1. 龈上洁治器械的类型和构造。

2. 龈上洁治术的操作及注意事项。

【实训器材】

1. 检查器械一套。

2. 龈上洁治器共 6 件

(1)镰形器　共 4 件,形如镰刀,分前牙和后牙各两件。

前牙:镰形器的柄与喙相交成直角或为大弯形,所以,一件为大弯形镰形器,一件为直角形镰形器(又称 7 字形镰形器),用以刮除前牙唇面、邻面及牙间隙中的菌斑及牙石。

后牙:后牙镰形器的柄与喙形成两个角度,其方向相反,左右成对,可以去除后牙颊舌面及牙间隙中的菌斑及牙石、软垢。

镰形器的刀刃为三面合成的三棱形,其横断面为等腰三角形,常用有效刀口是三角形的底与两腰形成两侧刀口及器械顶点的刀尖。两侧刀口常用拉力,顶点刀口常用推力,用时多慎之。

(2)锄形器　共 2 件,形状如锄,刀口是由两个面形成的线形刀刃,刃口两端角度不对称,一端为钝角,一端为锐角,锐角端刃使用时可以稍进入龈沟内刮除牙石。锄形器颊舌成对,用以除去小块牙石,软垢及色素。

3. 磨光器共 4 件

(1)杯状刷　形如杯状的硬毛刷。洁治术后,在牙面上涂牙膏(或牙粉),将杯状刷安在弯手机上,以低速转动打磨牙面,去除牙面残留的色素和菌斑,磨光牙面。

(2)橡皮杯　形如杯状的橡皮制品。在杯状刷打磨后,在牙面上再涂牙膏(或牙粉),用橡皮杯低速旋转达细磨可使牙面高度光滑。

(3)软木尖　是一种手用磨光器。多用桔木削成楔形木尖,尖端圆钝,置于手柄上,与牙面成60°角,反复摩擦,用以磨光龈缘附近及邻面的牙面。

(4)砂纸条　用极细的金刚砂做成的砂纸条,用以打磨牙的邻面,用手操作。

4. 摩擦剂:牙膏(或牙粉)。要求:质细、芳香可口,若是牙粉,则使用时用水或甘油调拌成糊状,用时将牙膏(或牙粉)涂在牙面上,再用磨光器打磨。

5. 上于咬合架上的仿头模型一副,牙面上附有人工的龈上牙石。

【方法与步骤】

1. 模型牙位置　洁下颌牙时,仿头模型牙下颌𬌗平面与地面平行,洁治上颌牙时,则仿头模型应向后仰,使下颌𬌗平面应与地面成锐角。仿头模型的高低,可根据手术者而定。

2. 手术者的位置　一般医生站在仿头模型右前方，左手持口镜，右手持洁牙器械，从左侧进入口内，有时医生也可站在仿头模型右后方。如洁治下前牙舌侧，左手持口镜，绕过仿头模型，从左侧进入，右手持洁牙器械进行治疗。一般可直视，不可直视时，则可借助于口镜。

3. 器械的握持法及支点　一般采用握笔式，选好支点。在近距离操作时，要用中指作支点，远距离用无名指作支点，支点应固定在最近邻牙上，支点要稳，避免滑动伤及软组织。

4. 器械的使用方法与步骤

(1) 刀刃的角度：器械刀刃的角度应与牙面成80°左右的角度，即将洁治器械的刀刃放入牙石下方，紧贴牙面，用杠杆的作用将整块牙石剥离。切忌层层剥离。

(2) 在洁治时常用的动作有两种：一种是手指动作产生的推力和拉力；另一种是手腕的旋转挑剔力。一般是两种力量配合使用，使牙石在协调的合力作用下与牙面整块分离。

(3) 器械移动的范围：只能1～2 mm，一般不超过殆面及切缘，以免损伤软组织。

5. 洁牙术操作步骤

(1) 调节椅位：按先下颌后上颌的顺序调节椅位。

(2) 用1%碘酊消毒术区。

(3) 正确选用器械，作好支点，放好角度。

(4) 操作程序

1) 选用后牙镰形器，从右下颌第三磨牙远中面开始，沿颊侧依次向前至右下第一双尖牙近中面，除颊面大块牙石及邻面间隙的牙石。用同一镰形器，以左下颌第三磨牙远中舌侧开始，沿舌侧依次向前至右下第一双尖牙近中面，刮除牙石。

2) 选用锄形器洁牙：从右下颌第三磨牙远中颊面开始，依次向前至第一双尖牙近中，刮除颊面牙石。然后用器械从左侧第三磨牙远中舌侧开始，依次向前至第一双尖牙近中面，刮除牙石。

3) 选镰形器和锄形器按上述步骤及原则，依次刮右下颌第三磨牙远中舌侧至第一双尖牙近中及左下颌远中第三磨牙远中颊侧至第一双尖牙近中的牙石，以及邻面牙间隙的牙石。

4) 选用前牙镰形洁牙器，除去右下颌尖牙远中面至左下颌尖牙远中面的唇、舌面及邻面的牙石。

5) 改变手术椅位置：即调成上颌牙位，采用同样的方法及原则刮除上颌牙石。

6. 磨光　用杯状刷、橡皮杯等磨光设备，蘸牙膏（或牙粉）磨光牙面。

7. 上药　洁治完毕后，可用在龈部炎症明显的部位，涂布碘甘油于龈沟内。涂碘甘油或碘酊于龈缘后，牙面未洁治干净的小量牙石可显示出来（起到牙石显示剂的作用），可再行清理。

【评定】

评定学生对使用手用器械进行龈上洁治术的掌握程度。

手用器械进行龈上洁治术评分

内容	分值	得分
正确识别龈上洁治器械	2	
握持器械方法正确	1	
器械使用方法正确	2	
操作步骤正确	5	

学生姓名：　　　　评分：
班级：　　　　教师签名：
日期：

实训二十　龈上洁治术 2——超声波洁治术

【目的和要求】

1. 能够正确使用超声波洁牙机。
2. 学会超声洁治技术。

【实训内容】

1. 超声波洁牙机的构造及原理。
2. 超声波洁治术的方法及注意事项。

【实训器材】

检查器械一套、超声波洁牙机、一次性洁牙机刀头。

【方法及步骤】

1. 调节椅位，手术区 1% 碘酊消毒，超声波洁牙机手机及工作头消毒。

2. 开机后调节超声波洁牙机的功率，功率大小根据牙石厚薄而定，踩下脚踏开关，见工作头有水雾喷溅，即可使用。

3. 洁治时从握笔式做好支点，工作头轻轻与牙面平行或 $<15°$ 接触牙石的下方来回移动，利用超声振动击碎并震落牙石。

4. 操作要有顺序，洁治要彻底。

5. 磨光：用杯状刷、橡皮杯等磨光设备，蘸牙膏或牙粉磨光牙面。

【评定】

评定学生对超声波龈上洁治术的掌握程度。

超声波龈上洁治术评分

内容	分值	得分
认识超声波龈上洁治器械	3	
器械使用方法正确	3	
操作步骤正确	4	

学生姓名：　　　　评分：
班级：　　　　教师签名：
日期：

实训二十一　牙周缝合

【目的和要求】

1. 能够正确进行牙周间断缝合。
2. 能够正确进行牙周悬吊缝合。
3. 能够正确进行牙周褥式缝合。

【实训内容】

1. 牙周间断缝合的方法。
2. 牙周悬吊缝合缝合的方法。
3. 牙周褥式缝合的方法。

【实训器材】

一次性器械盘一套、软质牙龈模型、缝针、缝线、针持器、线剪、塞治剂一套、棉签。

【方法与步骤】

1. 牙周间断缝合法　适应于缝合牙龈两侧高低相同，张力相等的伤口。直线式间断缝合多用于牙龈两侧距离较近的伤口；交叉式间断缝合多用于牙龈两侧距离较远的伤口。

2. 牙周悬吊缝合法　适用于缝合两侧龈组织高度不同，张力不等的伤口，利用牙齿悬吊粘骨膜瓣并加以固定。单乳头悬吊缝合可固定一个牙龈乳头；双乳头悬吊缝合可同时固定两个牙龈乳头；连续悬吊缝合法可同时固定多个牙龈乳头。

3. 褥式缝合　适用于伤口两侧张力大，伤口长的患区，最好在伤口边缘处加一针间断缝合，以免造成软组织撕裂伤。

【评定】

评定学生对牙周缝合的掌握程度。

牙周缝合评分

内容	分值	得分
牙周间断缝合方法正确	3	
牙周悬吊缝合方法正确	3	
牙周褥式缝合方法正确	4	

实训二十二　石膏模型上松牙固定术

【目的和要求】

1. 了解松牙固定方法。

2. 明确松牙固定在牙周病治疗中的作用和意义。

3. 能够进行松牙固定。

4. 了解松牙固定的意义。

【实训内容】

1. 由教师讲解松牙固定适应证及在牙周病治疗中的作用和操作方法。

2. 在石膏模型上作松牙固定。

【实训器材】

钢金冠剪、钢丝钳、推压器一支、结扎丝、0.9 mm 钢丝、自凝塑胶粉及液体、小磁盅、调拌刀。

【方法与步骤】

1. 在已预备好的石膏模型上作"+"松牙固定，一般松牙时间宜为 3 ~6 个月。

2. 取较粗的钢丝一段为主丝，长度比拟结扎牙齿唇舌面水平绕一圈长 5 cm 左右，结扎固定包括松牙和两侧稳固牙(1 ~2 个)，原则上不能因栓结而改变各牙的位置。

3. 将已剪好长度的主丝从 4、3 之间牙间隙穿过至舌侧；然后循上前牙舌隆突切方，水平方向伸展出(左侧)尖牙区，穿过 3、4 之间至唇侧，主丝的另一端循上前牙唇面水平方向伸至尖牙区。在 4、3 之间与另一端钢丝扭结在一起，暂不要扭得太紧。

4. 推压器将主丝按每个牙相邻处的凹度，适当压弯使主丝与牙弓弧度和每个牙凹度相协调。

5. 取细钢丝五段作为拴结丝，每段约长 5 cm，弯成"V"形，使一臂稍长于另一臂，将"V"形丝从牙间隙的舌侧穿向唇侧，长臂在主丝的根方，短臂在主丝的切方，然后将二臂扭结，但不可扭得太紧，其后依次扭结。

6. 依次将 5 个拴结丝也依次扭紧，注意力要均匀适当，不可太猛，太大。这样会将丝扭断，在病人口中，待感到有紧束感为度，而在模型上将丝扭紧为度，将多余端剪去。手持剩余端，避免断丝掉入咽喉，刺伤软组织，用压器将结头压入牙间隙，将对头压向根方。

7. 为了固定钢丝位置，增加稳固度，容易清洁且较美观，可以在唇面拴结钢丝上加一层自凝胶作成一条长带。

8. 自凝塑胶做成的带应作唇侧，注意表面应作光滑。或仅在拴结丝及主丝扭结处置少许自凝胶，增加稳固度。

【评定】

评定学生对石膏模型上松牙固定术的掌握程度。

石膏模型上松牙固定术评分

内容	分值	得分
正确使用松牙固定的器械	2	
主丝放置合适	1	
副丝放置合适	1	
结扎方法正确	6	

学生姓名：　　　　评分：

班级：　　　　教师签名：

日期：

第五章　口腔修复学

实训一　口腔检查及修复前准备

【目的和要求】

1. 学会口腔一般检查、病例书写及修复前准备。

2. 能进行口腔一般检查、特殊检查，制订治疗计划。

【实训内容】

1. 两人一组，相互进行口腔检查。

2. 书写病例，确定治疗方案。

【实训器材】

检查盘、口镜、镊子、探针。

【方法与步骤】

(一) 口腔检查要点

1. 唇颊部的丰满度。

2. 颌面部上、下各部分之间是否协调，左右是否对称。

3. 开口度与开口型：开口度为4 cm，小于2 cm为开口受限，大于4.5 cm为开口过大，正常开口型为“↓”。

4. 下颌前伸、侧向运动情况。

5. 关节区是否有压痛，关节动度、运动时两侧是否一致、有无弹响。

6. 颌位关系：是否正常，有无上颌、下颌前突。

7. 咬合关系：是否正常，有无深覆𬌗、反𬌗、对刃𬌗、锁𬌗、开𬌗等。

8. 余留牙

(1) 牙色、牙体病、牙周病。

(2) 有无伸长、松动、倾斜、移位。

(3) 牙磨耗情况。

(4) 有无残根、残冠。

(5) 口腔卫生情况。

9. 缺牙区

(1)部位及数目。

(2)缺牙间隙的大小(包括近远中距及殆龈距)。

(3)缺牙区牙槽嵴情况:拔牙创愈合情况,有无碎骨片、骨尖、骨刺,牙槽嵴丰满度及吸收情况。

10. 颌骨情况:颌弓的形态,有无过大的骨突、倒凹。

11. 腭穹窿情况:高、低、适中。

12. 黏膜情况:薄厚情况,有无炎症、溃疡、增生物等。

13. 软组织情况:系带、舌体情况。

14. 唾液情况:稀稠度及分泌量。

15. 其他情况:有无修复体及其修复效果,重做原因,有无不良修复体等。

(二)修复前准备

1. 治疗龋坏、残根、残冠,无保留价值牙的应拔除。

2. 拔出或治疗过度伸长牙及倾斜、移位牙。

3. 修整过大的骨突、骨尖。

4. 系带附丽过低应修整。

5. 治疗龈炎、牙周炎。

6. 治疗软组织炎症等。

7. 去除不良修复体。

(三)特殊检查

1. 研究模型检查法:弥补口腔检查的不足,仔细观察牙齿的位置、形态、大小及牙弓的长度、咬合关系,必要时可上颌殆观察。

2. X 射线检查

(1)牙片。

(2)曲面断层片。

(3)头颅定位片。

(四)病例书写

1. 要求

(1)主诉:要求含有症状、部位、时间三要素。

(2)现病史:要求疾病的主要症状及持续时间,记述现病史及治疗情况,既往修复史、旧义齿情况、患者要求等。

(3)检查:包括缺损或缺失部位,牙槽嵴、邻牙、对颌牙情况,覆殆覆盖,黏膜、舌体、面部、张口度、TMJ,与本次疾病有关的阴性体征。

(4)诊断:要求名称确切、主次排列有序。

(5)处治:要求

1)详细的治疗计划。

2)本次的治疗、处理方法。

3）需转科治疗内容。

4）预约复诊日期。

2. 举例

2010-5-4

主　诉：上前牙及右上后牙缺失2个月余。

现病史：2个月前上前牙因松动而拔除，上颌右侧后牙因龋坏严重而拔除。

过去史：无传染病，无癫痫等。

家族史：无遗传性疾病。

检　查：1|56缺失，拔牙创愈合良好，牙槽嵴丰满，缺隙大小正常；对殆牙无伸长；⌊4远中颈部龋Ⅱ度、楔状缺损；⌊12 Ⅰ度松动，牙周袋深2 mm，无牙龈退缩；前牙Ⅰ度深覆殆；下颌牙结石Ⅱ度，余牙可；上颌唇系带附丽过低；颌面部正常，开口度、开口型正常；颞下颌关节区无压痛，无偏殆。

X　片：⌊2根部牙槽骨有少量吸收。

诊　断：①上牙列缺损；②⌊4远中颈部龋Ⅱ度、楔缺；③下颌牙结石Ⅱ度。

建　议：1|56活动义齿修复。

处　理：①口外行上唇系带修整术；②口内治疗⌊4龋坏及楔缺，⌊12松动牙；③洁牙；④择期修复。

【评定】

评定学生对口腔修复检查方法和描述的掌握程度。

口腔修复学临床检查评分

内容	分值	得分
1. 一般检查要点	2	
简述检查内容	2	
2. 修复前准备		
修复前检查内容及如何处理	2	
3. 特殊检查		
简述检查内容	1	
检查方法的准确性	1	
4. 病例书写		
简述检查内容	1	
检查方法的准确性	1	

学生姓名：　　　　评分：

班级：　　　　　　教师签名：

日期：

实训二　取印模及灌注模型

【目的和要求】

1. 学会制取有牙颌印模和灌注模型的方法和步骤。

2. 学会印模材料和模型材料的性能及使用方法。

【实训内容】

学生间互取印模，并灌注成石膏模型。

【实训器材】

检查盘、口镜、探针、镊子、口杯、托盘、酒精灯、火柴、藻酸钠印模料、石膏粉、橡皮碗、调拌刀、平钳、模型修整机等。

【方法与步骤】

首先由教师讲解，然后同学分组互相检查。

1. 操作前准备

(1)准备检查器械和口杯。

(2)选择托盘：两名同学为一组，每人选择一副大小、形状合适的有孔有牙颌托盘，要求托盘的宽度与牙弓内外侧间有 3 ~ 4 mm 间隙。托盘的高度为托盘的翼缘不超过黏膜皱襞，以不妨碍唇、颊、舌组织活动为准。托盘的长度为上颌托盘后缘应盖过上颌结节和颤动线，下颌托盘后缘应盖过磨牙后垫区。若托盘边缘伸展不够，可用蜡片加深或加长至合适为止；若托盘某部位与口腔情况略有差异，可用平钳调改。

2. 制取印模

(1)调节体位　被操作者头部直立，使其下颌与操作者的肘部相平。取上颌印模时上颌殆平面与地平面接近平行。取下颌印模时下颌殆平面与地平面接近平行。

(2)取上颌印模　取适量的印模料调拌均匀后，放入上颌托盘内。操作者应站在被操作者的右后方，左手持口镜牵引其左侧口角，右手将托盘用旋转方式放入口内，对正牙列，并使托盘柄对准面部中线，均匀加压，使托盘就位。在印模料未凝固前，用右手固定托盘，左手将上唇、左侧颊组织向前、向下牵动，做肌功能修整。然后用左手固定托盘，同法作右侧肌功能修整，最后用双手的中指和示指在双侧前后磨牙区固定托盘。待印模材料凝固后，将托盘从口内取出，对照口腔情况检查印模是否清晰，边缘是否完整，有无气泡等。若符合要求，用清水冲洗后立即灌模。

(3)取下颌印模　同法调拌印模料放入下颌托盘。在被操作者的右前方，用左手持口镜牵引其右侧口角，右手用旋转方式将托盘放入口内，让被操作者舌尖稍向后上卷起并边抖动边压托盘就位，以防产生气泡。同时作舌、颊肌功能修整。然后用示指放在口内双侧前后磨牙区，拇指放在下颌骨下缘固定托盘，待印模料凝固后取出检查，符合印模要求后立即灌模。

3. 灌注模型

(1)调拌石膏：在盛有适量水的橡皮碗中缓缓加入石膏粉，水与石膏之比约为

1∶2。用调拌刀搅拌。

(2)脱模时要防止牙冠折断。

(3)如不能立即灌模时,应将印模放入水中以防其脱水变形。

【评定】

评定学生对取印模和灌注模型的操作技能掌握情况。

取印模和灌注模型评分

内容	分值	得分
1. 操作前准备		
选择托盘	1	
2. 制取印模		
调节体位	1	
取上颌印模	1	
取下颌印模	1	
3. 灌注模型		
调拌石膏	1	
灌模	1	
脱模	1	
修整模型	1	
4. 评价所取模型	1	

学生姓名: 评分:

班级: 教师签名:

日期:

实训三　合金嵌体

【目的和要求】

1. 学会通过模拟口腔的模型上,作嵌体牙体制备,加深理解嵌体设计的基本原则。

2. 学会合金嵌体窝洞的特征,能进行邻𬌗混合型合金嵌体牙体制备的方法和步骤。

【实训内容】

在实验头架的牙列模型上,作后牙邻𬌗混合型嵌体的牙体制备。

【实训器材】

实验牙列模型、电机、直机头、弯机头、器械盘、口镜、镊子、探针、砂片、700 号裂钻、平头裂钻、小轮状砂石、小刀边砂石、纸砂片。

【方法与步骤】

(一)方法

1. 设计　后牙嵌体的洞形设计,一般有盒形、片切形和混合形三种。本实验采用混合形。先在实验牙列模型上确定牙位,设计邻殆混合形嵌体的部位、范围,用铅笔在制备牙上画出嵌体洞形的外形线。

2. 邻面片切　用单面砂片在片切侧的殆面边缘嵴内 1 mm 开始,由殆面向龈端切磨。

要求如下:

(1)片切面与牙长轴平行或稍向长轴内聚 2°~5°,同时与该牙邻面颊、舌方向一致。表面光滑,切忌形成肩台或倒凹。

(2)片切面的颊舌缘至邻轴线角,达自洁区。

(3)龈缘根据情况,可达龈下 0.5 mm,或龈上。

(4)学会手的支点,避免损伤邻牙及颊舌、龈软组织。

3. 邻面窝洞制备　用 700 号裂钻在片切面中央施以侧向压力,由殆缘至龈缘磨 1 mm 深的沟,然后向颊、舌侧扩展,形成邻面盒形。

要求如下:

(1)宽度为颊、舌径的 1/3,深度为 1 mm。

(2)颊舌轴壁与长轴平行,或微向殆面扩展。

(3)髓轴壁与髓腔外形一致,呈凸形,并与长轴平行或微向长轴聚合。

(4)龈壁清晰而平,在片切面以上 1 mm。

4. 面窝洞制备　用小轮状或小刀边砂石,于邻面盒形洞轴壁的殆缘,磨向对侧窝沟至边缘嵴内 2 mm,深度达釉一牙本质界以下,牙本质内 1~2 mm。然后用平头裂钻,按此深度作预防性扩展,应包括殆面点隙沟裂,扩展至自洁区,避开牙尖,使颊侧与舌侧三角嵴变圆,形成鸠尾形。

要求如下:

(1)鸠尾最宽处为殆面颊舌径的 1/2。

(2)鸠尾峡为殆面宽度的 1/3。

(3)各轴壁与长轴平行或微外展 2°~5°,不能有倒凹。

(4)髓壁要平,应深入牙本质内,离髓腔 2 mm,与轴壁相交成 90°。

(5)各轴壁最薄处不少于 2 mm。

(6)点角、线角要清楚。

(7)窝洞外形应婉转、连续,避免形成尖锐、外突的曲线。

5. 洞形修整、洞缘作斜面　用弯机头小柱状砂石或边缘修正器,修整洞壁,削除倒凹及无基釉,最后在洞面角处形成与洞壁约成 45°的洞斜面。髓轴角作 45°斜面。

(二)邻殆混合形嵌体蜡型形成、包埋

1. 方法　嵌体蜡型形成的方法有直接法、间接法和间接直接法三种。本实验采用直接法。在制备牙上直接形成蜡型。

2. 目的　通过蜡型制作，了解直接法蜡型的制作方法与步骤。熟悉中熔合金包埋的方法。

3. 器材　器械盘、口镜、镊子、探针、酒精灯、火柴、液状石蜡、棉花、嵌体蜡、蜡刀、雕刻刀、细铜丝（大头针）、铸道（蜡条或金属针）、铸座、铸圈、石棉纸、中熔铸金包埋材科、石膏、调刀、橡皮碗、毛笔。

4. 步骤

（1）蜡型制作

1）洗净窝洞、吹干，在洞壁上涂布薄层液状石蜡。

2）取嵌体蜡一段，在小火上均匀烤软，形成软化的锥尖。

3）用蜡刀切取软化的嵌体蜡压入窝洞内，并用示指加压，务必使洞内完全充满，然后去除𬌗面及邻面余蜡。

4）用热蜡刀软化𬌗面蜡，与对𬌗模型作正中咬合，用雕刻刀刻出应有的解剖外形，雕刻的方向是从蜡型向牙面，雕刻边缘时刀锋紧贴牙面，以形成良好的边缘。

5）蜡型的解剖外形符合要求后，用小棉球蘸温水或在小火上燃烧轻擦蜡型表面，使之光洁。

6）邻面接触区加一小滴蜡以补偿磨光时损失。在插铸道部位加一小滴蜡，以连接固定铸道。

要求如下：①正确恢复修复牙的解剖外形；②与邻牙有良好的接触关系；③与对𬌗牙有正确的咬合关系；④边缘贴合，完全覆盖牙体制备面；⑤正确形成合龈向间隙及颊舌外展隙。

（2）插铸道：取直径 1.5 mm 的蜡条，用蜡固定在邻牙𬌗边缘嵴上，与面约成 45°，距蜡型约 2 mm 处加一扁圆形蜡球，形成储金库，其体积应为蜡型的 1/2。将铸道另一端固定在铸座上，蜡型离铸圈上缘距离 8 ~ 10 mm。

要求如下：①铸道应插在蜡型的平滑面，在蜡型最厚处，不能插在发育沟与点隙上，以免影响咬合关系；②方向须与蜡型重心方向一致，不要与印模内壁相垂直，尽量形成钝角关系；③不能直接插入蜡型内部以免蜡型变形。

（3）插铸道待蜡冷却后顺着戴入相反方向取出蜡型，检查组织面是否完整，点角、线角是否清楚。如有不足之处，将烧热的蜡滴入不足之处，再将蜡型戴入模型反复试𬌗，务必使完全充盈密合。

要求：组织面完整，无缺损，点角、线角清楚。

（4）包埋（中熔包埋材料）

1）用毛笔蘸肥皂水洗刷蜡型表面的油垢，当心不要破坏蜡型，再用清水洗净肥皂，并用气冲吹干。

2）选择大小合适的铸圈，蜡型位于铸圈中 1/3 与上 1/3 交界处，铸座位于铸圈的下 1/3 处。铸圈内壁衬一层 1 mm 厚的石棉纸，距铸圈两端边缘约 3 mm。

3）调拌适量中熔铸金包埋材料（水粉调和比例为 2 : 3），用小毛笔在蜡型的内壁和外壁均匀的涂布一层，然后撒上包埋料干粉，并作轻轻震动，防止产生气泡。

4）将铸圈浸湿，套在有蜡型的铸座上，将包埋料顺铸圈内壁慢慢注入，边注边轻轻震动,直至完全充满铸圈。

要求如下:①蜡型表面必须仔细涂布包埋材料,尤其组织面,更应当心,以免因气泡存在使铸件出现气瘤,影响修复体质量;②中熔铸金包埋材料的主要成分是石英与石膏,一般石英占70%,石膏占30%,使用时石英两份,石膏一份。

(三)中熔合金铸造、嵌体磨光、试合、黏固

1. 方法　用汽油(煤气)吹管火焰,熔化中熔合金,以弹簧离心铸造器铸造嵌体。

2. 目的　通过中熔合金的铸造,了解中熔合金铸造的方法和技术操作。

3. 器材　中熔合金、硼砂、电机、抛光马达、轮状砂石、柱状砂石、小圆钻、小裂钻、夹轴、砂片、纸砂片、橡皮轮、小铁锤、咬合纸、黏固剂。

4. 步骤

(1)去蜡

1)蜡型包埋后约1 h,包埋料完全凝固,除去铸座,铸道如为金属针则加热后用技工钳拔除,铸道口用小刀修整。

2)将铸模圈的铸口向下,放小火上徐徐加热去蜡(电炉或煤气),待铸模圈基本干燥后,放入电烤箱中,在1~3 h内使温度逐渐升至700 ℃,然后将铸模圈倒置,使铸口向上,维持30 min,即可准备铸造。

注意:铸模圈未干燥前切忌立即用大火加热,以防止骤然挥发大量的水蒸气,使模型爆裂。

(2)铸造

1)将离心铸造器的水平杆按顺时针方向旋转2~3圈,提起千斤柱固定水平杆,清洁坩埚,垫一层石棉纸,放适量中熔合金。

2)从烤箱内取出铸圈,准确地固定在铸造器的支架上,调节平衡。

3)用汽油(煤气)空气吹管火焰的还原焰熔化合金,待合金全部熔化,表面呈镜面状时,投入少量硼砂,使合金表面的氧化物还原,并防止氧化物的生成,当合金在坩埚内呈球状滚动时,立即移动水平杆,使千斤柱落下,同时撤离火焰,放开水平杆,离心器快速旋转,在离心力的作用下,熔金甩入铸模腔中,铸造即告完成(如为电动离心器,则由电钮操作铸造)。

(3)磨光

1)检查铸件的组织面有无气泡、小瘤,如有为数不多较小的小瘤,可用小裂钻连根去除,如果气泡较多,或边缘不足时应重做蜡型。

2)用砂片切除铸道,小磨石磨平铸道残端,用砂纸片、橡皮轮磨光,最后用绒轮加红铁粉抛亮,以增加光泽。

注意:磨光时应顺着边缘方向磨,使嵌体边缘能紧密地与洞缘斜面贴合。

(4)试𬌗　按嵌体就位道的方向戴入制备牙,如修复体合适,一般用手指的压力或用木棒顶在修复体的𬌗面,以小铁锤轻敲就能顺利就位。若就位有限力,切忌用暴力,应检查原因。如不能修改时,应重新制作。

要求如下:①正确就位,固位良好;②边缘密合,邻面龈缘无悬突;③邻接关系正确,与邻牙呈点状接触;④咬合平衡,无过高点;⑤高度磨光,自洁作用良好。

【评定】

评定学生对嵌体牙体制备掌握情况。

嵌体牙体制备评分

内容	分值	得分
设计	2	
邻面片切	2	
邻面窝洞制备	2	
面窝洞制备	2	
精修	2	

学生姓名：　　　　评分：
班级：　　　　　　教师签名：
日期：

实训四　铸造金属全冠制作

【目的和要求】

学会铸造金属全冠的制作方法。

【实训内容】

1. 铸造金属全冠牙体制备，取印模及灌注模型。

2. 铸造金属全冠蜡型制作方法。

【实训器材】

仿头模、装有6离体牙的石膏模型、检查器械、单面切盘、各种砂石、纸砂片、弯手机、700号裂钻、夹持针、咬合纸、蜡片、橡皮碗、石膏调刀、藻酸钠弹性印模材料、石膏、人造石等。

【方法与步骤】

1. 操作前准备。

(1)固定模型　将模型固定于仿头模上。

(2)调整仿头模　调整仿头模为开口位，下颌与操作者肘部相平，使下颌殆平面与地面平行。

2. 牙体制备

(1)颊舌面预备　用轮形砂石及柱形砂石从颊(舌)外形高点开始，沿近远中向来磨除，以消除倒凹，并将外形高点降至龈缘处。

操作要求如下：

1)在咬合功能部位要磨除足够的牙体组织，以保证在正中殆、非正中殆时与对殆牙间均有修复体所需的间隙。

2)除消除倒凹外,颊舌面还要磨除一定量的牙体组织,使修复体的周径接近正常牙的周径。

3)颊面龈1/3、舌面应与就位道平行,也可略向䝟方聚合2°~5°。

4)也可用金刚砂车针磨除牙体组织。消除颊舌面倒凹,并预备出修复体所需的间隙(≥0.5 mm),尤其在咬合功能部位。

(2)邻面预备　将安全单面切盘或砂片置于䝟边缘嵴上,向龈端方向片切(片切远中面时可用杯状砂片,凸面紧贴基牙邻面)。

操作要求如下:

1)邻面要完全消除倒凹,并预备出0.5 mm的修复间隙。

2)片切时应与就位道方向一致,也可略向䝟方聚合2°~5°。片切到龈缘时可略作颊舌向移动,切忌向近远中向移动。

3)切忌形成倒凹。

4)也可用细的金刚砂车针预备。消除邻面倒凹,并预备出修复体所需的间隙。轴面角处也要预备出足够间隙,以保持修复体颊舌外展隙的外形。

(3)䝟面预备　先用刃状砂石沿䝟面发育沟预备出深为0.5~1.0 mm的沟槽,然后用轮形砂石从发育沟深处向牙尖方向顺着牙尖斜面均匀磨除一层,以保证在正中䝟及非正中䝟时与对颌牙间存在着0.5~1.0 mm的间隙。

操作要求如下:

1)要保留䝟面原有的解剖形态与牙尖位置,防止将䝟面磨成平面。

2)䝟面间隙检查的方法有咬合纸法、咬蜡片法和目测法。

咬合纸法:用三层咬合纸置于预备牙合面上,在咬合状态下能较顺利抽出,表示符合要求。

咬蜡片法:将红蜡片在酒精灯上均匀烤软后置于预备牙䝟面上,作正中及非正中咬合,待蜡片冷却后取出,检查蜡片的厚度即为䝟面间隙。

目测法:用肉眼观察。

3)也可用金刚砂车针预备。䝟面磨除的牙体组织要保证在正中䝟、非正中䝟位时与对颌牙间有0.5~1.0 mm的间隙。

3.颈部肩台预备:用火焰状或135°角的金刚砂车针或700号裂钻在龈下0.5 mm处沿牙颈部均匀地磨切,形成宽为0.5~0.8 mm,呈凹形或带斜面的肩台,要求各轴面肩台连续一致,且平滑而无锐边。

4.精修完成

(1)检查各预备面是否符合要求,如不符合,应予以修改。

(2)用粒度小的金刚砂车针将轴面角、边缘嵴处的残角磨圆钝。

(3)用磨光车针将预备后的牙面磨光滑。

5.取印模、灌注石膏模型

(1)制取印模同本章实训一。上颌为非工作印模,下颌为工作印模。

(2)灌制模型同本章实训一 。下颌工作模型用超硬质石膏灌制。

6. 制作蜡型

(1)将代型表面涂薄层液状石蜡油，然后取一小块嵌体蜡在酒精灯上烤软后，由殆面开始向轴面按压使与牙面贴合，再用蜡刀雕刻出轴面外形，并将代型放回模型复位，校正邻接关系。

(2)雕刻殆面形态：将用蜡刀烧热后将6 牙殆面蜡软化，再用对颌模型作正中咬合，以确定殆面高度及咬合关系。然后用蜡刀根据咬合关系雕刻出正常的解剖形态。

(3)检查蜡型：取下蜡型检查组织面是否清晰完整。

(4)完成蜡型：先用酒精棉球将蜡型表面擦光，然后取直径为1.0～1.5 mm，长度为10～15 mm的蜡线，黏着固定在蜡型的舌殆边缘蜡型较厚部位，形成铸道。再将蜡型立于铸座上。

7. 包埋及铸造（见铸造技术）。

【注意事项】

1. 预备后的牙体应光滑圆钝、无倒凹，其最大径在颈缘。
2. 颈缘肩台应完整连续。

【评定】

评定学生对铸造全冠牙体预备及蜡型制作技能的掌握情况。

铸造金属全冠评分

内容	分值	得分
1. 颊舌面预备	2	
2. 邻面要完全消除倒凹	2	
3. 片切时应与就位道方向一致	2	
4. 切忌形成倒凹	1	
5. 也可用细的金刚砂车针预备	1	
6. 殆面预备	2	

学生姓名：　　　　评分：
班级：　　　　教师签名：
日期：

实训五　烤瓷熔附金属全冠制作

【目的和要求】

1. 学会烤瓷熔附金属全冠制作过程。
2. 在老师指导下能进行包埋及铸造过程。

【实训内容】

1. 可卸石膏代型制作。

2. 用间接法制作金属基底冠蜡型。

3. 对金属基底冠瓷结 殆面进行粗化处理、排气和预氧化。

4. 在金属基底冠上涂瓷、熔附。

5. 包埋及铸造。

【实训器材】

实验牙列模型、电机、直机头、弯机头、器械盘、口镜、镊子、探针、气冲、长夹轴、单面砂片、700 号裂钻、平头裂钻、小轮状砂石、小刀边砂石、短柱状砂石（弯机头用）、纸砂片。

【方法与步骤】

1. 烤瓷熔附金属全冠制作过程

（1）牙体预备。

（2）取印模、灌注石膏模型。

（3）选牙色。

（4）可卸石膏代型的制作

1）工作模的超硬质石膏凝固后，脱模，然后在模型修整器上磨平模型底座，使其与殆平面平行，模型的唇、舌侧石膏也适当修去部分。

2）用铅笔在石膏模型预备牙的唇面、舌面，沿牙长轴中线向石膏模型的基底部各画一条线，并延伸至基底面，取两条线间的中点，用小球钻在此点上钻一小孔，方向与牙长轴一致，深度约 5 mm，然后用金属固位钉螺纹端蘸适量黏固剂以垂直于石膏基底面的方向插入小孔内黏固。

3）在预备牙的近远中邻牙相对应的石膏模型基底面上磨 2 ~ 3 条沟，埋入半个固位圈，并用黏固剂黏固。

4）在金属固位钉颊舌侧的石膏基底面上用球钻磨出复位标记。

5）在预备牙相对应的石膏基底面上涂分离剂，然后在金属固位钉末端粘一个直径约 4 mm 的小蜡球。

6）用红蜡片将石膏基底面四周围上，调拌适量的石膏，灌入围模内，使石膏的底面与金属钉末端蜡球在同一平面上。

7）待石膏凝固后，去除红蜡片。用 0.2 mm 厚的石膏锯，在预备牙与邻牙之间且与预备牙长轴平行方向锯开，锯至两层石膏的交界处为止。

8）去除蜡球，用力推金属固位钉末端，使预备牙牙冠连同金属固位钉一起从模型上取下，然后按原位复回，即完成了可卸石膏代型的制作。

（5）修整石膏代型

1）用锐利的蜡刀将石膏代型的游离龈部位石膏修去，暴露龈沟底，然后用削尖的铅笔画出蜡型颈部边缘线。

2）在离颈缘线 0.5 mm 以下，宽为 3 mm 的范围内，用大球钻修磨成凹面，这样视野较清楚，便于蜡型制作。

(6)金属基底冠蜡型制作

1)取出石膏代型,在预备牙表面涂一薄层分离剂。

2)将0.35～0.5 mm厚的薄蜡片均匀烤软,然后均匀地压贴在石膏代型预备牙的牙冠上,切除多余的蜡片。也可用浸蜡液法,即将石膏代型在蜡液中均匀涂覆一层。

3)用熔蜡封闭蜡片对接处和颈缘部位。

4)将石膏代型浸入冷水内使蜡硬固后取去,然后将蜡冠脱位,检查蜡冠边缘是否完整,如不完整,可复位加蜡直至符合要求。

5)用喷灯使蜡型表面光滑。

6)取一小段直径为0.5 mm的蜡条黏附于蜡冠舌面颈部处(夹持柄),即完成了蜡型制作。完成后的蜡型厚薄应均匀一致,表面圆钝光滑。

(7)安插铸道

1)选择直径为2.5 mm的铸道蜡条一段,将其一端用蜡垂直地固定于蜡冠切端偏舌侧处(即切斜面处)。

2)在距离蜡冠1.5～3 mm处加一个蜡球形成储金球(其直径应大于蜡型的最大厚度)。

3)另取一段直径为2.5～4 mm的铸道蜡条,一端与蜡球相连,另一端垂直地插在铸造座上,并用蜡固定。

(8)包埋、铸造、铸件处理(见后)

1)铸件取出后,用喷砂机清除铸件表面的包埋料。

2)切断铸道,磨平铸道残端。

3)将金属基底冠戴入石膏代型预备牙上,检查就位情况,如不能就位,可磨去妨碍就位的部分。

4)用游标卡尺测量金属基底冠各部分厚度,调磨过厚部位,使各部厚度均匀,并保持在0.3～0.5 mm厚。

(9)试戴:将金属基底冠戴入仿头模的预备牙上,检查边缘密合情况和固位状况。要求冠边缘密合而且固位良好。

(10)金属基底冠瓷结殆面的处理

1)粗化处理:①将试戴合适后的金属基底冠用水洗净、吹干;②用氧化铝砂石按一个方向磨粗金属基底冠表面;③用喷砂机在2×10^5～4×10^5 Pa压力下,以80目石英砂对金属基底冠表面进行喷砂,清除表面附着物,并形成了微观的粗化面;④再放入超声波清洁器内用蒸馏水超声清洁5 min。

2)排气和预氧化:①将金属基底冠放在烤瓷炉的烘烤盘支架上,烤瓷炉门前充分干燥;②把金属基底冠送入炉内,升温至高于烤瓷熔点4 ℃左右的温度,并保持3～5 min,然后再升温至1 000 ℃,抽真空10.1 kPa后放气;③在空气中预氧化5 min后,取出冷却。

(11)涂瓷及熔附

1)涂遮色瓷:①用止血钳夹住夹持柄,然后用小毛笔将遮色瓷均匀地涂布在金属基底冠表面,厚度约为0.2 mm;②将涂有不透明层瓷粉的金属基底冠放在烘盘支架上，在烤瓷炉门口充分干燥；③放入真空烤瓷炉内烧结（根据烤瓷炉及瓷粉的操作说明来调节程序），完成后取出，在室温下冷却；④检查遮色效果，如欠佳可重复一次上述操作步骤，但遮色瓷厚度不得超过0.2 mm。

2）涂体层和切端层瓷：①将熔附有遮色瓷的金属基底冠戴在石膏代型上；②将体层瓷粉置于玻璃板上，用专用液调成能用毛笔挑起并能堆放到金属基底冠表面的稠度；③用毛笔铺瓷浆，先从颈部开始，逐层进行，操作中随时用振动法使水分溢出，并用吸水纸吸去，铺体层瓷后，其外形比实际牙冠外形大20%～30%；④根据同名牙的解剖形态，雕刻其外形，先用手术刀片在唇面体层瓷切1/2～1/3处，切向切端方向形成一个斜面（切除厚度从龈端向切端逐渐增厚），在唇侧相当于发育沟的部位形成2～3个纵形凹槽，使切端形成指状突，在唇面近远中1/3处切向邻面也形成斜面，然后取适量的切端瓷粉调成瓷浆，铺在上述斜面上，并轻轻振动、吸水，再用小毛笔刷出唇面解剖外形，最后用手术刀片在体层瓷的切端舌侧切出一小斜面（切除厚度自切端向龈端逐渐变薄），调和适量的切端层瓷粉调成瓷浆，铺在斜面上，并轻轻振动、吸水，然后用小毛笔刷出解剖外形；⑤将石膏代型连同涂有体层和切端层等瓷粉的金属基底冠一起从模型上取下，在邻面再加上适量的瓷浆以补偿烧结时的收缩；⑥轻轻振动、吸水，用湿毛笔清洁金属基底冠内部，然后从石膏代型上取下金属基底冠小心放在烘烤盘支架上，并移至真空烤瓷炉炉膛旁边充分干燥；⑦放入真空烤瓷炉烧结（依烤瓷炉及瓷粉的操作说明来调节程序）。

（12）烧结完成后，在室温下冷却，然后在预备牙上试殆，进行外形、咬合关系和邻接关系的修整。

（13）染色、上釉

1）根据邻牙、同名牙色泽特征，可用烤瓷颜料进行染色，然后在冠的表面上均匀地涂一层透明的釉层瓷浆。

2）干燥后放在烘烤盘上送入真空烤瓷炉烧结（依烤瓷炉及瓷粉的操作说明来调节程序），然后在室温下冷却，即完成烤瓷的全过程。

（14）磨除舌面夹持柄，进行磨光。

完成后的烤瓷冠应具备以下条件：①烤瓷冠解剖形态、色泽与同名牙对称，与邻牙协调；②固位良好；③边缘密合，长短合适；④有正常的邻接关系和咬殆关系。

2. 蜡型包埋

（1）称蜡型质量。

（2）包埋方法（一次包埋法）

1）用毛笔蘸肥皂水或75%的乙醇轻轻将蜡型表面涂刷一遍，以去除油垢等杂质，然后用清水洗净并用气冲吹干。

2）在合适的铸造圈内壁衬一层厚为1.5 mm的湿耐火纸，宽度达到铸造圈上缘下1.3～5 mm。

3）调拌适量的铸造包埋料，用细毛笔在蜡型的内壁和外壁均匀地涂布一层厚度2～3 mm的包埋料，然后撒上铸造包埋料干粉。

4）将浸湿的铸造圈套在安插着蜡型的铸造座上，将铸造包埋料顺铸造圈一侧内壁逐渐注入,边倾注边轻轻震动以排出空气,直至完全充满铸造圈,并将顶部抹平。

5)在铸造圈一端做好标记。

3. 铸造

(1)去蜡

1)蜡型包埋完成后,静置1~2 h,待包埋料完全凝固后,去除铸造座。

2)若铸道为金属针则在酒精灯上加热然后拔除,并用蜡刀修整铸道口。

3)将铸道口朝下,用小火徐徐加热去蜡,待铸模圈基本干燥后,放入箱式电阻炉内,在1~3 h内逐渐加热至700 ℃(当加热至300 ℃时可将铸道口朝上,使余蜡挥发)。当铸造圈呈樱桃红色,铸道口四周光色一致时即可铸造。

(2)铸造:用离心铸造机进行铸造

1)按顺时针方向旋转离心铸造机水平杆约3圈,提起千斤柱固定水平杆。

2)清洁坩埚,垫一层耐火材料纸并放入适量中熔合金,然后用长柄钳从箱式电阻炉内取出铸造圈,准确地固定在支架上,调节平衡,并调整坩埚口方向,使其与水平杆垂直且在杆的右侧。

3)点燃吹火管,用汽油(煤气)空气吹火管的还原火焰对准合金,使其熔化,当合金表面呈球状时,投入少量硼砂,还原合金表面的氧化物,并防止氧化物的生成。

4)当合金呈水银珠状时,立即搬动水平杆,使千斤柱落下,同时撤离火焰,并放开水平杆,离心铸造机的离心器逆时针方向迅速旋转,坩埚内熔化的合金在离心力作用下甩入铸模腔中,铸造即告完成。如采用高频离心铸造机进行高熔合金的熔化与铸造时,应按照高频离心铸造机使用说明书进行操作。

(3)铸件清洗:铸造完成后,铸造圈稍冷却,将铸造圈放入室温水中,去除包埋料,取出铸件并刷洗干净,若为金合金则还须将铸件加热至暗红色,然后投入40%~50%的盐酸钠,去除表面氧化物,取出后再用水洗净。

(4)喷砂处理。

(5)切除铸道、打磨抛光铸件

1)仔细检查铸件上有无金属小瘤,如有可用球钻、裂钻磨除。

2)先用砂片去除铸道,用砂石磨除铸道残余部分,然后用纸砂片、橡皮轮磨光,最后用绒轮蘸氧化铁抛光剂抛光。

【注意事项】

1. 石膏锯锯条要薄,而且操作时锯线应与牙长轴平行,不要损伤预备牙、邻牙。

2. 金属基底冠蜡型表面应光滑圆钝,厚薄均匀一致。

3. 如设计为部分瓷覆盖时,应在舌面蜡型上形成明显凹形的肩台,肩台位置应避开咬合接触部位。

4. 经过清洗后的金属基底冠不能污染。

5. 在涂釉瓷和切瓷时,振动幅度不能过大,以免瓷粉互相混杂,造成层次不清,甚至影响色泽。

6. 在涂瓷时,要防止瓷粉以及涂瓷用品等受污染。另外还需随时振动,以排气泡和水分。

7. 烧结体瓷时，要防止振动烤瓷炉。

8. 烧结次数不宜过多，否则会影响色泽，还会增加瓷裂的可能性。

9. 用砂石磨改烤瓷冠时，应尽可能减少振动，并防止跌落。

10. 蜡型应清洗干净。操作时，动作要轻，不得损坏蜡型。

11. 铸圈升温不宜过快，严格按照操作要求和程序进行铸造。

【评定】

评定学生对烤瓷熔附金属全冠制作步骤掌握情况。

烤瓷熔附金属全冠评分

内容	分值	得分
1. 牙体预备	3	
2. 取印模、灌注石膏模型	2	
3. 选牙色	2	
4. 可卸石膏代型的制作	3	

学生姓名：　　　　评分：

班级：　　　　教师签名：

日期：

实训六　前牙塑料桩冠制作

【目的和要求】

1. 能进行桩冠牙体预备。

2. 学会前牙塑料桩冠制作的全过程。

【实训内容】

1. 在仿头模上进行上颌中切牙塑料桩冠的牙体预备。

2. 用成品冠钉及塑料牙面以热凝塑料法完成桩冠。

3. 塑料桩冠试合黏固。

【实训器材】

仿头模、装有作过完善根管治疗的离体牙（残冠）的石膏模型、打磨机、器械盘、酒精灯、蜡刀、石膏调刀、石膏剪、橡皮碗、型盒、压榨器、调刀、长柄刃状砂石、700 号长柄裂钻、成品冠钉、成品牙面、液状石蜡、火柴、红蜡片、毛笔、分离剂、玻璃纸、小瓷杯、热凝造牙粉、热凝单体、布轮、石英粉、牙线、咬合纸、黏固剂。

【方法与步骤】

1. 牙体预备

（1）残冠处理

1）残冠超过1/2以上者，用刃状石在牙冠唇舌面，于近远中龈乳头连线上磨一深达牙本质的横沟，然后用裂钻沿此沟将残冠切断。

2）残留牙冠较短者，可用轮状砂石于近远中龈乳头连线高度直接磨除残冠。

（2）根面预备

1）用轮状砂石将根面预备成唇舌两个斜面，两斜面相交成一条近远中向的嵴，并通过根管口中央。

2）将唇侧斜面预备成凹斜面，其颈缘位于龈下0.5 mm，而舌侧斜面的颈缘与龈缘平齐或高于龈缘。

（3）根管预备

1）根据X射线片，了解牙根的长短、粗细及根管充填情况。

2）先用小球钻顺根管方向轻轻钻入，由浅入深将根管内充填材料逐步取出，再用稍大的球钻扩大根管。使根管预备的深度达根长的2/3～3/4，管径为牙根横径的1/3，形态与牙根的外形基本一致。

3）用裂钻修整根管壁，使之光滑，防止在根管壁上形成倒凹或台阶。

4）在根管口处预备一深为1 mm的肩台，以容纳成品冠钉的固位盘。

2. 成品冠钉的选择：根据预备后根管的长短与粗细来选择成品冠钉，并磨改使之合适。具体要求是：

（1）冠钉的根内段应达根尖1/3并与根管壁密合。

（2）冠钉的固位盘嵌入根管口预备的肩台内。

（3）冠钉的根外段长度应以不影响咬合和美观为前提，一般居于牙冠部的中1/3处，距切端2 mm，与对颌牙在各种咬合运动时有2 mm的间隙。

3. 牙面的选择与排列：选择一大小、形态、色泽合适的塑料成品牙面，磨改向嵴面使之与根面唇侧斜面贴合，磨改舌面以容纳成品冠钉的根外段。然后在1的根面及邻牙涂一薄层液状石蜡，用蜡固定牙面，使之与同名牙、邻牙相协调。

4. 舌侧蜡型形成：将烤软后的蜡块置于牙面舌侧，用手指轻压蜡块使与根面贴合并包绕冠桩的根外段，然后根据咬合关系形成舌面解剖外形。蜡硬固后取下桩冠，修整蜡型以恢复良好的邻接关系。

5. 将根管洗净、隔湿、消毒、吹干，并用牙胶暂封根管口。

6. 装盒、充填塑料、热处理、磨光参照塑料全冠的制作。

7. 试殆

（1）去除根管口暂封的牙胶，将桩冠戴入患牙。

（2）检查桩冠基底与根面是否密合，如不密合可用相同牙色的自凝塑料衬垫。

（3）检查边缘长短是否合适，如过长可磨去过长的部分，如过短可用相同牙色的自凝塑料加长。

（4）检查邻接关系是否正常，如过紧可磨改至正常的邻接关系，如过松可用相同牙色的自凝塑料恢复。

（5）检查咬合关系，如有早接触，应进行调殆修改。

完成后的桩冠应具备如下条件：①桩冠基底面与牙根面吻合；②边缘密合、长短合适；③牙冠外形及色泽与邻牙谐调；④有正确的邻接关系和咬合关系。

8. 黏固

(1)桩冠试殆后取出，对修磨过的地方再进行抛光，备用。

(2)冲洗根管、隔湿、消毒、吹干根管及桩冠。

(3)调拌黏固剂，用牙科探针将黏固剂送进根管内，均匀地涂于根管壁上，根面、桩冠的基底面以及成品冠钉的根内段表面上也涂一层黏固剂。

(4)将冠桩插入根管内，加压就位。待黏固剂凝固后去除多余的黏固剂。

【注意事项】

1. 牙体预备时，支点要稳，动作要轻，防止损伤牙龈；防止根管预备过多过深；防止将根管口预备成喇叭状；防止根管壁侧穿；防止将牙胶推出根尖孔。

2. 黏固时桩冠要彻底就位。

【评定】

评定学生对桩冠制作步骤的掌握情况。

前牙塑料桩冠制作评分

内容	分值	得分
牙体预备	3	
根面预备	4	
根管预备	3	

学生姓名：　　评分：

班级：　　教师签名：

日期：

实训七　铸造金属固定桥制作

【目的和要求】

1. 学会固位体牙体预备的方法和步骤。

2. 学会固位体蜡型以及桥体蜡型制作方法和步骤。

【实训内容】

1. 在仿头模上进行基牙 57 铸造金属全冠的牙体预备。

2. 取印模和灌注模型。

3. 制作可卸石膏代型。

4. 采用间接法制作固位体、桥体蜡型。

【实训器材】

仿头模、6 缺失的实验牙列模型、人造石、纸砂片、弯手机、700 号裂钻、夹持针、咬殆纸、蜡片、橡皮碗、石膏调刀、藻酸钠弹性印模材料、石膏、人造石等。

【方法与步骤】

1. 设计：6 缺失，以 57 为基牙，用铸造金属全冠作为固位体进行双端固定桥修复。

2. 基牙牙体预备：先预备 7，然后预备 5。

（1）颊舌面预备　用轮形砂石及柱形砂石从颊（舌）外形高点开始，沿近远中向来磨除，以去除倒凹，并将外形高点降至龈缘处。

操作要求如下：

1）在咬合功能部位（下颌磨牙颊尖颊斜面）要磨除足够的牙体组织，以保证在正中殆、非正中殆时与对殆牙间均有修复体所需的间隙。

2）除消除倒凹外，颊舌面还要磨除一定量的牙体组织，使修复体的周径接近正常牙的周径。

3）颊面龈 1/3、舌面应与就位道平行，也可略向殆方聚合 2°~5°。

4）也可用金刚砂车针磨除牙体组织。消除颊舌面倒凹，并预备出修复体所需的间隙（≥0.5 mm），尤其在咬合功能部位。

（2）邻面预备　将安全单面切盘或砂片置于殆边缘嵴上，向龈端方向片切（片切远中面时可用杯形砂片，凸面紧贴基牙邻面）。

操作要求如下：

1）邻面要完全消除倒凹，并预备出 0.5 mm 的修复间隙。

2）片切时应与就位道方向一致，也可略向殆方聚合 2°~5°。片切到龈缘时可略作颊舌向移动，切忌向近远中向移动。

3）切忌形成倒凹。

4）也可用细的金刚砂车针预备。消除邻面倒凹，并预备出修复体所需的间隙。轴面角处也要预备出足够间隙，以保持修复体颊舌外展隙的外形。

（3）殆面预备　先用刃状砂石沿殆面发育沟预备出深为 0.5~1.0 mm 的沟槽，然后用轮形砂石从发育沟深处向牙尖方向顺着牙尖斜面均匀磨除一层，以保证在正中殆及非正中殆时与对颌牙间存在着 0.5~1.0 mm 的间隙。

操作要求如下：

1）要保留殆面原有的解剖形态与牙尖位置，防止将殆面磨成平面。

2）用三层咬合纸置于预备牙殆面上，在咬合状态下能较顺利抽出，表示符合要求。

3）也可用金刚砂车针预备殆面。使预备后的殆面在正中殆、非正中殆位时与对颌牙之间有 0.5~1.0 mm 的间隙。

（4）颈部肩台预备　用火焰状或 135°角的金刚砂车针在龈下 0.5 mm 处沿牙颈部均匀地磨切，形成宽为 0.5~0.8 mm，呈凹形或带斜面的肩台，要求各轴面肩台连续一致，且平滑而无锐边。

（5）精修完成

1）检查各预备面是否符合要求，如不符合，应予以修改。

2）修整两基牙，使两个基牙的轴面相互平行以取得共同就位道。

3）用粒度小的金刚砂车针将轴面角、边缘嵴处的点线角磨圆钝。

4）用磨光车针将预备后的牙面磨光滑。

3. 取印模、灌注石膏模型，方法同本章实训一。

4. 制作可卸石膏代型（基牙和缺牙区为一体），基本方法参照本章实训三。

5. 将工作模、对颌模上𬌗架。如咬合关系好也可不上𬌗架。

6. 固位体蜡型的形成

（1）预备牙牙冠表面涂分离剂。

（2）取一块厚度、大小合适的薄蜡片烘软后，均匀地压贴在预备牙牙冠表面，并修去多余蜡。

（3）𬌗面蜡型形成

1）用蜡刀取嵌体蜡液滴在牙尖区上，然后逐步加蜡恢复牙尖高度。

2）先在牙尖蜡核上加蜡形成三角嵴，然后在牙尖蜡核上加蜡形成轴嵴，最后在牙尖蜡核上加蜡形成近远中牙尖嵴。

3）逐渐加蜡形成边缘嵴。

4）用牙科探针加蜡，并仔细雕刻出𬌗面应有的解剖外形。

5）在𬌗架上仔细检查正中𬌗、非正中𬌗时，蜡型𬌗面与对颌牙的接触关系，并加以修改。

（4）轴面蜡型形成：加嵌体蜡恢复其解剖外形

1）恢复颊舌面正常的生理凸度。

2）恢复正常的邻接区，以及𬌗、颊、舌外展隙及邻间隙。舌侧外展隙应大于颊侧外展隙，邻间隙应有足够的三角形间隙，但不应过大。

3）恢复颊沟、舌沟。

4）颈部边缘要密合，长短要合适。

（5）蜡型修整：将蜡型从石膏代型上小心取出，认真检查其内壁是否完整，厚度是否合适。如不合适则修改至合适。

7. 桥体蜡型的形成

（1）在可卸石膏工作模型的缺牙区垫上基托蜡片，使与对颌牙间留出约 2 mm 的间隙。

（2）在基托蜡片上涂一层液状石蜡，取一块大小合适的嵌体蜡，烤软后置于基托蜡上，加熔蜡连接固位体蜡型，在蜡未硬固前，取得咬合关系，待蜡硬固后雕刻桥体𬌗面外形。

完成后的桥体蜡型要求如下：

1）舌侧近远中径略缩窄，并加大桥体与固位体间舌外展隙。

2）蜡型𬌗面颊舌径应比缺失牙牙冠的颊舌径小 1/3～1/2。

3）适当减小桥体𬌗面的牙尖斜度。

4）加深颊、舌沟，加添副沟并使发育沟、副沟通过边缘嵴达颊舌面。

（3）取下蜡型，检查桥体蜡型各处厚薄是否合适，如太薄可在龈面加蜡，并在龈面上用细蜡条做非金属部分固位装置，然后去除缺牙区上的基托蜡片，将蜡型顺就位道方向戴入石膏模型上，要求非金属部分固位装置离缺失牙牙槽嵴顶约 1 mm。

(4)用棉球蘸热水，轻轻擦洗固定桥蜡型表面使之光滑。

8. 安插铸道。先在 567 蜡型的舌殆边缘嵴上安插短铸道，然后用一根较粗的铸道蜡条做横铸道，横向地连接各短铸道，最后在横铸道中央插上总铸道。

【注意事项】

1. 预备后的牙体应光滑圆钝、无倒凹，其最大径在颈缘。

2. 颈缘肩台应连续。

3. 如在患者口内进行牙体预备，取印模后，应制作临时冠，以氧化锌丁香油黏固剂暂时黏固，保护预备牙。

4. 预备后的各基牙应有共同就位道。

5. 用铸造蜡进行固定桥蜡型的制作。

6. 加蜡时，温度不宜过高，以恰好熔合为准。

7. 修改蜡型时，所用的器械温度不宜过高。

8. 应避免局部蜡型过薄，防止出现菲边。

【评定】

评定学生对铸造金属固定桥制作步骤的掌握情况。

铸造金属固定桥制作评分

内容	分值	得分
颊舌面预备	2	
邻面预备	2	
殆面预备	2	
颈部肩台预备	1	
精修完成	3	

学生姓名： 评分：

班级： 教师签名：

日期：

实训八　全口义齿颌位记录

【目的和要求】

1. 学会殆托制作的方法和要求。

2. 学会颌位记录的方法，加深对无牙颌颌位记录理论知识的理解。

【实训内容】

1. 在上、下无牙颌模型上制作蜡基托及蜡殆堤。

2. 在仿头模型上确定颌位关系并转移至殆架上。

【实训器材】

仿头模型、韩氏殆架或机械固位式殆架、垂直距离尺、橡皮碗、调拌刀、石膏、上下无牙颌模型一副、基托蜡片、蜡条(放在烤箱中烤软备用)、酒精灯、金属丝、蜡刀、蜡匙、小毛巾、殆平面板等。

【方法与步骤】

1. 确定基托范围　用红笔在下、上颌模型画出基托伸展范围。下颌前弓区、颊翼缘区要适当伸展,舌翼缘区基托伸展要适度,以不妨碍舌及口底软组织功能活动为宜。后界盖过磨牙后垫1/2。下颌唇、颊、舌系带要让开,形成与之相应的切迹。上颌的前弓区、后弓区适当伸展,包过上颌结节,并充分伸展至颊间隙内。后缘以两侧翼上颌切迹与腭小凹后约2 mm处的连线为准。唇、颊系带要让开,形成与之相应的切迹。

2. 制作后堤区

(1)对后堤区的要求　在模型上的腭小凹后约2 mm处到两侧翼上颌切迹之间做一条凹陷的后堤沟。后堤沟各段宽窄、深浅不同,在腭中缝及两侧翼上颌切迹区浅而窄,从腭中缝区向两侧,从翼颌切迹向中逐渐加宽加深。

(2)制作方法　从腭小凹后约2 mm到两侧翼上颌切迹,用铅笔画一线,作为后堤区的后界。然后用蜡刀沿后缘线刻入模型1 mm深,以此向前逐渐变浅,刻成斜坡状。其斜坡按不同部位有不同的宽度(腭中缝处约2 mm,两侧上颌切迹处宽约1 mm,在两处之间的区域宽4~5 mm)。

3. 制作蜡基托

(1)对蜡基托的要求。

1)基托必须与模型完全贴合,表面光滑平整,厚度2~3 mm。

2)边缘长短要求与将来完成的基托要求相同,边缘区形态应圆滑而略厚。

3)蜡基托容易变形,应用直径1 mm的金属丝加强。

(2)制作方法

1)制备好上颌后堤区后,将上下无牙颌模型放入水中,浸透后取出,用小毛巾吸去浮水。

2)将红蜡片烘软的叠成双层放在模型上,轻压使之与模型完全贴合。上颌应从腭侧开始,下颌应从舌侧开始压向唇、颊侧。

3)用剪刀沿基托线修去多余部分,用蜡匙烫光边缘。放回模型上压贴合。

4)取金属丝用平钳弯制加强丝。上颌加强丝横跨腭中部,两末端超出牙槽嵴顶。下颌放在牙槽嵴的舌侧。

5)将弯好的加强丝烘热后融入蜡基托内,喷光蜡基托表面。

4. 制作蜡殆堤

(1)对蜡殆堤要求

1)宽度约8 mm,前部可略窄;高度为前部7~8 mm,后部5~6 mm。

2)位置应在牙槽嵴顶,与牙槽嵴形状一致,牢固黏着在蜡基托上,表面应平整光滑。

3）长度下颌应在磨牙后垫之前，上颌至上颌结节区。

4）上、下颌殆堤形状应相互协调，在咬合时应均匀广泛接触，上下殆堤高度大致相等。

（2）制作方法

1）将蜡片烘软后，根据牙槽嵴形态塑成马蹄形，再放置于上颌蜡基托上，用蜡匙将蜡殆堤与蜡基托粘牢。

2）确定上颌殆堤平面：先将上颌殆托引入仿头模型上。后用殆平面板确定上颌殆堤平面高度，前面在上唇下缘约2 mm，且与两侧瞳孔连线平行，侧面与鼻翼耳屏连线平行。再根据上唇系带位置，在上颌蜡殆堤唇面确定并画出中线。

5. 确定、记录颌位关系

（1）确定垂直距离　用垂直距离尺测定下颌姿势位时鼻底至颏底的距离，减去2～4 mm的间隙，作为确定下殆托的高度。

（2）制作下颌蜡殆堤　根据已确定的垂直距离，选择高度合适的软蜡条，按要求制作下颌蜡殆堤。

（3）确定水平颌位关系

1）可用后牙咬合法、卷舌后舔咬合法等方法确定水平颌位关系。

2）嘱患者端坐，头直立，反复做自然张闭口运动，重复次数最多的位置即为所确定的颌位。

3）在仿头模型上确定好水平颌位后，将订书针烤热，于后牙区蜡殆堤颊侧，靠近殆堤平面插入上下殆堤中，以固定上下殆托。

6. 转移颌位关系至殆架上（上殆架）

（1）检查殆架

1）检查韩氏殆架：正中锁能锁紧。锁紧后，髁轴在髁导中央，上颌体不得前后左右移动。切导针应在切导盘中央。当切导盘转动时，切针应不受影响，针的上刻线应与上颌体的上缘平齐。扭紧架环固定螺钉后，上下架环与上下颌体密合，无松动现象。打开正中锁后可做侧向和前伸运动。前伸髁导斜度固定在25°，侧向髁导斜度固定在15°。

2）检查机械固位式殆架：上颌体应能开闭，前后、侧向滑动自如，但无摆动现象；髁球抵住髁槽前端，锁好正中锁；切导针上刻线与上颌体上缘平齐，针的下端与切导盘中央接触；放松定位、定向螺钉，夹模盘应能随调整轴上下移动，并可灵活转向，拧紧定位、定向螺钉后夹模盘便可固定不动；检查固定螺钉，应能进退自如。

（2）上韩氏殆架

1）将石膏模型浸入水中。

2）将殆架平放于桌面上，然后打开上颌体。

3）取调匀的石膏充满下殆架环孔上。再将固定好的上下模型放在石膏上。

4）闭合上颌体，调整模型使其殆堤平面的前缘与切导针的下刻线平齐。中线对准切针，殆堤平面左右对称，后部微向后上倾斜。

5）将多余的石膏涂抹于下颌模型边缘与架环之间，加以固定。

6）打开上颌体，再调拌石膏置于上颌模型的底座上，闭合上颌体，使石膏从架环孔挤出。将多余石膏涂抹于上颌模型底座的侧面与架环之间。

7)在石膏初凝前,除去多余的石膏。并用水抹光。

(3)上简单殆架

1)固定殆架螺钉,调整上下颌体之间的距离,使其不妨碍殆托模型就位。在上颌模型底座上画好中线。再将模型浸水数分钟。

2)将殆架平放于台面上,打开上颌体,将调匀的石膏,适量堆放于下颌体上。将固定好的上下模型压在石膏上。

3)闭合上颌体,调整模型的位置,使殆堤平面左右对称,且与下颌体平行,上颌模型底座上的中线与上颌体中线平行。

4)打开上颌体,再调拌石膏置于上颌模型的底座上,闭合上颌体,使石膏从架环孔挤出、刮平。将多余石膏涂抹于上颌模型底座的侧面与上颌体。

5)在石膏初凝前,除去多余的石膏,并用水抹光。

【注意事项】

1. 蜡殆堤的高度、宽度适中,尽量对称,殆堤不可过低,以免影响排牙。

2. 在修整蜡基托边缘时勿使蜡流入基托组织面,以免造成基托与模型的不贴合。

3. 操作中不能损伤石膏模型。

4. 石膏调拌稀稠度要合适,固定下颌模型时要略稠,以便于操作。

5. 模型务必固定于正确位置,如中线不能偏斜;两侧殆平面应在同一水平面上;前后左右位置应以架环为中心。

【评定】

评定学生对殆托制作和颌位关系确定与转移方法的掌握情况。

全口义齿颌位记录评分

内容	分值	得分
确定基托范围	2	
制作后堤区	2	
制作蜡基托	1	
制作蜡殆堤	2	
确定、记录颌位关系	2	
转移颌位关系至殆架上	1	

学生姓名:　　　　评分:

班级:　　　　教师签名:

日期:

实训九　全口义齿排牙

【目的和要求】

1. 学会全口义齿排牙的基本原则和方法。

2. 学会调𬌗选磨的目的、原则及方法。

【实训内容】

1. 全口义齿人工牙的选择与排列。

2. 调整平衡𬌗。

【实训器材】

全口牙一副、酒精灯、喷灯、蜡刀、蜡匙、蜡片、砂石、咬合纸等。

【方法与步骤】

1. 排牙原则

(1)前牙以美观为主,同时考虑切割和发音功能。后牙以恢复功能为主,𬌗力相对集中于第二前磨牙和第一磨牙区。

(2)前牙应避免排成深覆𬌗及深覆盖。

(3)牙弓和颌弓应尽量协调一致。

(4)人工牙应排列在牙槽嵴顶上,上前牙的盖嵴面紧贴于牙槽嵴顶的唇侧。

(5)𬌗平面应与牙槽嵴顶基本平行,并平分颌间距离。

(6)有适当的补偿曲线和横𬌗曲线。

(7)正中𬌗及非正中𬌗时上下牙列有广泛接触。

2. 排牙前的准备

(1)检查𬌗架,并取下上下𬌗托,观察上、下颌位关系与颌间距离。

(2)去除部分上颌𬌗堤(唇、颊侧),但不要破坏中线标记。

(3)在上下颌𬌗堤上画出牙槽嵴顶的位置线。

1)先在上下颌模型上相当于第一前磨牙和第二磨牙的牙槽嵴顶处,用铅笔作标记点,并将此两点相连,延伸到模型的边缘上,做好标志点。

2)将上下颌基托放回模型上,根据模型上的标志点连线在𬌗堤平面上画出标记线,此线即代表牙槽嵴顶的位置,作为排列上下后牙的参考。

(4)排牙前应将模型浸水数分钟。

3. 排牙顺序　一般排牙顺序是:排上前牙→排下前牙→排上后牙→排下后牙。

4. 排牙方法

(1)排列前牙　首先将 2 个上颌中切牙分别排列于中线两侧,邻接点压在中线上。颈部向嵴面紧贴牙槽嵴顶的唇侧,切缘与切导针的下刻线平齐。按上颌 1 1→2 2 →3 3 →下颌 1 1 →3 2→ 2 3 有顺序进行排列。

排列前牙时应从下列 4 个方面考虑其位置关系:①与𬌗平面的位置关系;②唇舌向倾斜程度;③近远中向倾斜程度;④在颌弓上的扭转度。

各前牙排列具体位置要求见表5-1。

表5-1　各前牙排列具体位置要求

		唇、舌向倾斜	近远中向倾斜	转向	与𬌗平面关系
上	中切牙	接近垂直，切缘可稍向唇侧	颈部稍向远中倾斜	与前牙区牙槽弓曲度一致	切缘在𬌗平面上
	侧切牙	切缘稍向唇侧倾斜	颈部稍向远中倾斜	远中略转向舌侧	略低于𬌗平面0.5～1 mm
	尖牙	垂直或颈部向唇侧突出	颈部向远中倾斜	远中唇面与后牙槽弓方向一致	牙尖在𬌗平面上
下	中切牙	颈部略向舌侧倾斜	垂直	与牙槽弓曲度一致	稍高出𬌗平面上
	侧切牙	垂直	颈部略向远中倾斜	同上	同上
	尖牙	颈部稍向唇侧突出	同上	远中唇面与后牙区近牙槽弓方向一致	同上

(2)排列后牙

1)后牙的排列顺序　先排一侧上颌后牙(4→5→6→7)，后排另一侧上颌后牙，再排一侧下颌后牙(6→7→5→4)，最后排另一侧下颌后牙。

2)方法　用蜡刀削去一侧上颌𬌗堤，亦可将原𬌗堤切去，换以烘软的蜡条。用蜡匙烫软蜡堤，在相当于第一前磨牙的位置，排列上颌第一前磨牙，牙体长轴位于上颌的牙槽嵴顶上，舌尖对准下颌牙槽嵴上所画的标记线，然后根据后牙排牙顺序，依次排列各上后牙。上后牙排列完成后，去除下𬌗堤，按确定的正中𬌗关系，依6→7→5→4的顺序排列下颌后牙。最后检查各牙位置是否合适，咬合关系是否恰当，特别要注意舌侧是否已紧密接触，尖窝相对。具体位置要求见表5-2。

表 5-2　后牙排列位置要求

		颊舌向倾斜	近远中向倾斜	与殆平面关系
上颌	第一前磨牙	颈部垂直或向颊侧倾斜	垂直	颊尖在殆平面上，舌尖离开约 1 mm
	第二前磨牙	垂直	垂直	颊舌尖均在殆平面上
	第一磨牙	颈部略向腭侧倾斜	颈部略向近中倾斜	近舌尖在殆平面上，远舌尖离开殆平面约 1 mm，近颊尖离开殆平面 1 mm，远颊尖离开殆平面约 1.5 mm
	第二磨牙	同上	同上	舌尖离开殆平面 1 mm，近颊尖离开殆平面 2 mm，远颊尖离开殆平面 2.5 mm
下颌	7654 4567	以上后牙殆面为准，对好正中殆关系		

5. 调平衡殆

(1) 全口义齿平衡殆的要求

1) 正中殆　上下牙尖窝相对，呈广泛接触关系。

2) 前伸平衡殆　当前伸咬合时，不仅上下前牙的切缘互相接触，而且上下后牙也有接触。

3) 侧向平衡殆　当下颌向左右做侧向咬合运动时，不仅工作侧上下颌有关牙尖有接触，而且平衡侧上后牙的舌尖与下后牙的颊尖也有接触。

(2) 前伸平衡的调整

1) 前牙接触而后牙不接触的调整　其原因是前牙切道斜度过大，覆殆过深，或后牙尖斜度太小所造成。调整的方法是：首先应考虑用加大补偿曲线曲度的方法，加大牙尖工作斜面斜度，以达到前伸平衡殆。其次，在不影响美观和功能的前提下，通过减小前牙的切道斜度，或降低下前牙的方法，调成平衡殆。

2) 前牙不接触而后牙接触的调整　其原因是前牙切道斜度过小或后牙牙尖工作斜面斜度过大。调整的方法是：用减小补偿曲线曲度的方法来调整，使牙尖工作斜面斜度相对减小，必要时可升高下前牙，加大前牙之覆殆程度，若仅为个别后牙早接触，亦可采用磨改牙尖的办法。

(3) 侧向平衡殆的调整

1) 工作侧早接触而平衡侧无接触时的调整　可用加大横殆曲线的方法进行调整。即下降上颌磨牙舌尖（对颌牙随之相应调整），或升高下颌磨牙颊尖（上颌牙亦随之作相应调整），使之调成平衡殆。亦可磨改个别早接触牙尖，但该牙尖应是非功能尖。

2) 平衡侧早接触而工作侧无接触时的调整　可用减小横殆曲线的方法来调整，即降低上颌磨牙的颊尖或升高下颌磨牙舌尖，有时亦需磨改个别牙尖。

6. 人工牙的选磨

(1)选磨的原则及顺序　先调正中𬌗,再调侧𬌗及前伸平衡𬌗,保护功能尖及斜面。

(2)选磨方法

1)正中𬌗早接触的选磨　将咬合纸置于上下牙列间,咬合数次,记录早接触点;再作侧向检查,观察𬌗接触情况,来确定调磨的区域。用小磨石磨除,直至无早接触点为止。

2)侧方𬌗早接触点的选磨　工作侧早接触选磨非功能尖及其斜面;平衡侧早接触选磨功能尖及其斜面。

3)前伸𬌗早接触的选磨　前伸运动前牙有早接触,选磨上前牙切缘舌侧斜面及下前牙切缘唇侧斜面,或选磨上颌后牙牙尖的远中斜面,如有必要可重排前牙。前伸运动前牙不接触而后牙早接触的选磨,应选磨上颌后牙牙尖的远中斜面或下颌后牙牙尖的近中斜面。

【注意事项】

1. 牙应尽量排在中性区。
2. 注意中线不得偏斜,定位平面角度左右相同,两侧牙弓尽量对称一致。
3. 注意各个牙尖在𬌗平面上的位置。
4. 排正中𬌗时不要打开正中锁,或松开𬌗架的其他调节旋钮。
5. 必须在排好正中𬌗的基础上,根据不平衡的情况进行调整。调整中始终注意将对𬌗牙亦作相应的调整,以保持正确的正中𬌗关系。
6. 调平衡𬌗过程中,只打开正中锁,𬌗架上的其他固定螺丝不得松开。

【评定】

评定学生对全口义齿排牙及平衡𬌗调整的掌握情况。

全口义齿排牙评分

内容	分值	得分
排牙前的准备	2	
排牙顺序	2	
排牙方法	2	
调平衡𬌗	2	
人工牙的选磨	2	

学生姓名:　　　　评分:
班级:　　　　教师签名:
日期:

实训十　全口义齿蜡型完成

【目的和要求】

1. 学会全口义齿蜡型制作的方法和步骤。

2. 学会全口义齿装盒、去蜡、填塑、热处理及打磨的方法和步骤。

【实训内容】

1. 制作全口义齿蜡型。

2. 全口义齿装盒、充填塑料及磨光。

【实训器材】

酒精灯、喷灯、蜡刀、蜡匙、蜡片、型盒、橡皮碗、石膏调拌刀、毛笔、肥皂、石膏、压榨器、牙托粉、造牙粉、单体、分离剂、调拌刀、毛笔、搪瓷碗、玻璃纸、小毛巾、气枪、热水等。

【方法与步骤】

1. 从殆架上取下带有蜡型的上下颌模型。在原蜡基托的基础上，将蜡基托四周的蜡烫软、加压，使与模型密合。蜡不足时应添加，使之厚薄均匀，并使磨光面初具凹面外形。

2. 用热蜡匙将基托边缘和牙颈缘封牢。唇、颊侧磨光面用热蜡匙烫出根部外形。

3. 在"压"、"烫"、"刀刻"成形的基础上，用酒精喷灯的尖细火焰对准蜡型表面加热，使蜡型表面光滑。

4. 蜡型冷却后，用蜡刀雕刻牙颈曲线及牙间隙，修整基托边缘，最后再用喷灯轻轻喷光。

5. 装盒：全口义齿蜡型完成后，将模型放入清水中浸透后，用石膏打磨机修整模型过厚、过大部分。再将蜡型用石膏包埋固定于下半盒内，将人工牙、基托全部暴露。待石膏凝固后，涂肥皂水，盖好上层型盒，调石膏充满上层型盒。

6. 去蜡

(1)目的　烫软蜡型，消除蜡型形成的倒凹，便于打开型盒；冲净所有的蜡，以备充填塑料。

(2)方法

1)烫盒去蜡　装盒后约 30 min，即可烫盒。将型盒置于热水(80 ℃以上)中浸泡 5 ~ 10 min，使蜡型软化，用工作刀轻轻打开型盒，尽量取尽软化蜡，基托用工作刀将石膏印模的薄边修去。注意烫蜡的水温勿过高，时间勿过长，以免熔蜡渗入石膏中；亦不可温度过低，蜡型未软化而勉强打开型盒，可导致包埋的石膏折断。

2)冲蜡　烫盒去除大部分蜡后，用开水冲净残留余蜡，冲蜡的水温要高，且有一定的冲击力。冲净后，倒出盒内积水，并用小毛巾吸去浮水。

7. 充填塑料

(1)涂分离剂　模型表面上无浮水后均匀涂布一层石膏分离剂，尽量不要涂在人工牙上。

(2)调配塑料

1)量取塑料粉:根据基托的大小、厚薄量取。一般情况下,上颌取15 mL,下颌取10 mL。

2)加入单体:将单体滴入塑料粉中,至完全浸润为止,单体不宜过多。单体加入后,应加以搅拌,可促进溶胀,颜色均匀。器皿应加盖,防止单体挥发。

3)面团期为最佳充填时期,因其既不粘器械,又有良好的流动性和可塑性,且加压时体积能被压缩,以补偿部分聚合收缩。

(3)充填塑料　塑料基托多在下半盒内充填,充填的塑料应集中在印模范围内,用量合适,被包埋的基托边缘要充填完全,用小充填器细心填塞。

(4)试压　在上下两半盒之间隔以湿玻璃纸,置于型盒压榨器上徐徐加压。试压后,打开型盒检查塑料是否填够。塑料填够的依据是:各处边缘有多余塑料,塑料致密、颜色较深,玻璃纸的皱褶不明显。反之,若边缘无多余塑料被挤出来,则表明充填不足,若发现充填不足,应添加塑料,加塑料时应加少许单体使之湿润,使新旧塑料易于结合。

(5)闭盒　充填合适后,切除多余的菲边,去尽玻璃纸。若分离剂有脱落,可再补涂一次,在人工牙和基托之间涂以少量单体,然后将上下两半盒闭合,用压榨器压紧。

8.热处理:将型盒用型盒夹固定,放入水中缓慢加热。在加热过程中,水温达65 ℃后维持一段时间(约1 h),再继续升温到沸腾,煮沸30 min。

9.开盒打磨。

【注意事项】

1.在整个操作过程中,不得使已排好的牙列变形,要保持原定的颌位及咬合关系。

2.蜡型完成后,务必使模型回到殆架上作最后咬合检查,并检查蜡型的厚薄和光滑程度。

3.正确使用喷灯。先调整好喷灯火焰,用尖细火焰进行快速横扫,不能停留在一点上喷烫,以免将蜡型熔化变形。喷光应依次进行,否则蜡型表面可能出现波纹,影响平光度。

【评定】

评定学生对全口义齿的蜡型制作、装盒、充填塑料过程的基本技能掌握情况。

全口义齿蜡型制作评分

内容	分值	得分
牙颈缘封牢	2	
装盒	1	
去蜡	1	
充填塑料	1	
试压	2	

续表

内容	分值	得分
闭盒	1	
热处理	1	
开盒打磨	1	

学生姓名：　　　　评分：
班级：　　　　　　教师签名：
日期：

实训十一　可摘局部义齿模型设计

【目的和要求】

1. 学会可摘局部义齿模型设计原则及观测仪使用方法。

2. 学会填补倒凹的方法。

【实训内容】

1. 用导线观测仪在6缺失的模型上画出义齿设计范围内的导线，根据导线填补倒凹。

2. 在模型的5、7上预备𬌗支托凹。

【实训器材】

导线测绘仪、黑红蓝色铅笔、工作刀、蜡刀、人造石、水门汀调拌刀、工作模及对颌模型等。

【方法和步骤】

1. 检查模型：要求模型上的基牙完整，缺牙区及基牙部位无气泡，有良好的咬合关系，并用雕刀修除模型上的“小瘤”，再将上、下颌模型按正中𬌗关系对合在一起，在其唇、颊侧画上咬合标记线。

2. 测绘导线：先确定可摘局部义齿的就位道，即义齿在口内戴入方向。一般可采用如下两种方法。

(1)平均倒凹法　此法是以各基牙长轴延伸线交角的分角线为义齿的就位道，适用于多缺隙、基牙倒凹较大的情况。具体实施方法是将模型固定在导线测绘仪的平台上，使牙列的𬌗平面与平台的平面基本平行。并将分析杆保持在与之垂直的方向。初步画出导线后，再根据各基牙上所标出的倒凹深度情况来调节模型的倾斜度，至各基牙倒凹之深度基本接近为宜。

(2)调节倒凹法　缺隙两端基牙的倒凹不作平均分配，而有意将倒凹集中在基牙的一端或一侧，使基牙上形成不同类型的导线。此法是通过调节测绘仪平台的倾角，使模型向前或向后倾斜而达到调节倒凹，形成所需就位道。如前牙缺失，一侧后牙为非游离端缺牙及前后牙同时缺失者，可将模型向后倾斜，形成义齿从前向后斜向戴入的就位道。当后牙游离缺牙者，一般将模型向前倾斜，则形成义齿从后向前斜向戴入的就位道。

就位道确定后，用分析杆画出基牙5、7的导线。在绘基牙导线的同时，还应将分析杆与余留牙及牙槽嵴接触，标出余留牙和牙槽嵴的倒凹，作为填补倒凹的依据。

3. 填补倒凹：在模型上用加色石膏，将不倒凹填去，以免误将卡环体、人造牙或基托等非弹性部件做在倒凹区内。

（1）填补倒凹的部位

1）缺失牙近远中邻牙的硬组织倒凹。

2）基托范围内，妨碍就位的硬软组织倒凹。

3）基牙及义齿范围内余留牙的楔形缺损。

4）硬区、骨突和龈乳头等需要缓冲的区域应薄薄地刷上一层加色石膏。

5）模型缺损、气泡及拔牙创未愈而形成的明显凹陷。

（2）方法

1）将模型浸水5 min，彻底吸水。

2）取出模型用干毛巾轻轻吸干表面的浮水。

3）用水调拌加色石膏（不要太稀）。

4）用黏固粉调拌刀取适量加色石膏，按设计要求填平倒凹。

5）石膏初凝后，进一步检查，用黏固粉调拌刀修去过多的填补料，并补上不足之处。

4. 设计标志线：根据测绘的导线，在石膏工作模型上设计并画出各类标志线，要求准确、清楚。为义齿支架、蜡型制备提供依据。

（1）黑色线表示导线（已测绘）。

（2）红色线表示基托边缘。

（3）蓝色线表示各类金属支架（卡环、䂃支托、金属加强丝及铸造物等）。

5. 在5的远中和7的近中䂃边缘上制备䂃支托凹。要求支托凹的形状应为匙状，凹底与牙体长轴相交约≤90°。其长度约为基牙䂃面近远中径的1/2～1/3；宽度约为基牙颊舌尖间宽度的1/2；深度为1～1.5 mm；邻䂃边缘处应圆钝。

【注意事项】

1. 填倒凹时模型一定要用水浸透。石膏不宜调得过稀，以做到既不致填补料结固过慢，又有充足的操作时间。

2. 填补石膏不宜过多，尤其前牙不能超过邻唇轴线角，后牙一般不能超过邻颊轴线角。

【评定】

评定学生对模型设计和填补倒凹方法的掌握情况。

可摘局部义齿模型设计评分

内容	分值	得分
检查模型	2	
测绘导线	3	
填补倒凹	3	
设计标志线	2	

学生姓名：　　　　评分：
班级：　　　　　　教师签名：
日期：

实训十二　可摘局部义齿制作：复制耐火模

【目的和要求】

1. 学会可摘局部义齿模型设计原则及观测仪使用方法。

2. 学会填补倒凹的方法。

【实训内容】

1. 用导线观测仪在缺失的模型上画出义齿设计范围内的导线，根据导线填补倒凹。

2. 在模型的5、7上预备𬌗支托凹。

3. 在石膏模型上作义齿支架设计。

4. 翻制耐火材料工作模型（在义齿加工中心见习）。

【实训器材】

1和16缺失的石膏模型一副、导线测绘仪、电炉、琼脂复制型盒、振动器、浇铸口形成器、蜡刀、温度计、琼脂、磷酸盐高温耐火材料等。

【方法和步骤】

1. 检查模型：要求模型上的基牙完整，缺牙区及基牙部位无气泡，有良好的咬合关系，并用雕刀修除模型上的“小瘤”，再将上、下颌模型按正中𬌗关系对合在一起，在其唇、颊侧画上咬合标记线。

2. 测绘导线：先确定可摘局部义齿的就位道，即义齿在口内戴入方向。一般可采用如下两种方法。

（1）平均倒凹法　此法是以各基牙长轴延伸线交角的分角线为义齿的就位道，适用于多缺隙、基牙倒凹较大的情况。具体实施方法是将模型固定在导线测绘仪的平台上，使牙列的𬌗平面与平台的平面基本平行。并将分析杆保持在与之垂直的方向。初步画出导线后，再根据各基牙上所标出的倒凹深度情况来调节模型的倾斜度，至各基牙倒凹之深度基本接近为宜。

(2)调节倒凹法　缺隙两端基牙的倒凹不作平均分配，而有意将倒凹集中在基牙的一端或一侧，使基牙上形成不同类型的导线。此法是通过调节测绘仪平台的倾角，使模型向前或向后倾斜而达到调节倒凹，形成所需就位道。如前牙缺失，一侧后牙为非游离端缺牙及前后牙同时缺失者，可将模型向后倾斜，形成义齿从前向后斜向戴入的就位道。当后牙游离缺牙者，一般将模型向前倾斜，则形成义齿从后向前斜向戴入的就位道。就位道确定后，用分析杆画出基牙5、7的导线。在绘基牙导线的同时，还应将分析杆与余留牙及牙槽嵴接触，标出余留牙和牙槽嵴的倒凹，作为填补倒凹的依据。

3. 填补倒凹：在模型上用加色石膏，将不倒凹填去，以免误将卡环体、人造牙或基托等非弹性部件做在倒凹区内。

(1)填补倒凹的部位

1)缺失牙近远中邻牙的硬组织倒凹。

2)基托范围内，妨碍就位的硬软组织倒凹。

3)基牙及义齿范围内余留牙的楔形缺损。

4)硬区、骨突和龈乳头等需要缓冲的区域应薄薄地刷上一层加色石膏。

5)模型缺损、气泡及拔牙创未愈而形成的明显凹陷。

(2)方法

1)将模型浸水5 min，彻底吸水。

2)取出模型用干毛巾轻轻吸干表面的浮水。

3)用水调拌加色石膏(不要太稀)。

4)用黏固粉调拌刀取适量加色石膏，按设计要求填平倒凹。

5)石膏初凝后，进一步检查，用黏固粉调拌刀修去过多的填补料，并补上不足之处。

4. 设计标志线：根据测绘的导线，在石膏工作模型上设计并画出各类标志线，要求准确、清楚，为义齿支架、蜡型制备提供依据。

(1)黑色线表示导线(已测绘)。

(2)红色线表示基托边缘。

(3)蓝色线表示各类金属支架(卡环、𬌗支托、金属加强丝及铸造物等)。

5. 在5的远中和7的近中𬌗边缘上制备𬌗支托凹。要求支托凹的形状应为匙状，凹底与牙体长轴相交约≤90°。其长度为基牙𬌗面近远中径的1/2～1/3；宽度约为基牙颊舌尖间宽度的1/2；深度为1～1.5 mm；邻𬌗边缘处应圆钝。

6. 填补倒凹，并在缺牙区的牙槽嵴处衬垫0.5 mm厚薄蜡片，并形成明显的台阶。

7. 翻制琼脂印模

(1)水浴加热熔化琼脂印模材料，待全部熔化后再自行降温至50～55 ℃。

(2)复制。复制前工作模型与琼脂复制型盒一起放在30 ℃水中浸泡10 min(避免工作模型吸取印模材料中的水分和琼脂印模材料发生粘连，同时又可增加模型的湿润性)，用纱布吸去表面浮水，把工作模型放入琼脂复制盒的中间，四周空间不可太小。将适宜温度的琼脂印模材料从复制型盒上端的喂料孔(应避开有衬垫蜡的部位)，以缓慢、小水流式的速度灌入型盒中，直到从孔洞内满出为止。

（3）冷却。琼脂印模材料的冷却方法有两种：一是将复制型盒置于空气中自然冷却至完全凝胶化，但此法只宜在冬季使用；二是灌注 20 min 后，将复制型盒置于水中冷却，水深为型盒高度的 1/3，使琼脂印模材料自下而上逐渐冷却，20 min 后再将整个型盒浸泡于水中，直至琼脂达到完全凝胶后从水中取出。

（4）取出工作模型，检查印模有无裂缝、气泡等不足之处，如不符合要求，则需重新翻制琼脂印模。

8. 灌注耐火材料模型

（1）按生产厂家规定调拌耐火材料，如磷酸盐。

（2）在印模中央安放浇铸成形器后，立即将调拌好的磷酸盐材料注入复制型盒之印模内，同时启动振荡器开关，直至注满印模。

（3）灌注好的铸模在空气中放置 1 ~2 h 后脱离印模。

【注意事项】

1. 填倒凹时模型一定要用水浸透。石膏不宜调得过稀，以做到既不致填补料结固过慢，又有充足的操作时间。

2. 填补石膏不宜过多，尤其前牙不能超过邻唇轴线角，后牙一般不能超过邻颊轴线角。

3. 免损伤石膏模型。

4. 注耐火材料模型前应在琼脂内加入少量水分。

5. 注耐火材料模型时应振动，防止形成气泡。

6. 保复制的耐火材料模型完整、准确、清晰。

【评定】

评定学生对模型设计和填补倒凹方法的掌握情况和学生对复制耐火模的方法掌握程度。

模型设计和填补倒凹复制耐火模

内容	分值	得分
检查模型	2	
测绘导线	2	
填补倒凹	2	
设计标志线	1	
填补倒凹	1	
翻制琼脂印模	1	
灌注耐火材料模型	1	

学生姓名： 评分：

班级： 教师签名：

日期：

实训十三　可摘局部义齿支架蜡型制作

【目的和要求】

学会带模铸造支架蜡型的制作方法。

【实训内容】

制作带模铸造蜡型。

【实训器材】

耐火材料模型、蜡刀、薄蜡片、红蓝铅笔、网状蜡、各型蜡线、酒精灯等。

【方法与步骤】

1. 浸蜡　将耐火模放入干燥箱内干燥 2 h，取出放入已熔沸的蜂蜡中浸 15 ~ 30 s 后，将其冷却至室温备用。

2. 制作支架蜡型

(1)根据工作模型上的设计，用有色铅笔将设计方案复绘在耐火模型上。

(2)选择一厚度适宜的薄蜡片烘软，用手指压蜡片使之与模型贴合，根据基托的范围用蜡刀切除多余的蜡，边缘用蜡封闭。

(3)缺牙区铺网状蜡，以便衔接人工牙。

(4)制作与内台阶略为错开的外台阶。

(5)用成品卡环蜡条形成卡环臂及连接体。𬌗支托用滴蜡法完成。

(6)最后用熔蜡将各部连成整体。卡环臂、连接体等部位用喷灯喷光。

3. 铸道的设置

(1)铸道的类型及特点。按铸道安插方式分为正插法、反插法、垂直插法和侧插法。

1)正插法为铸道口设置在模型的𬌗方。

2)反插法为铸道口设置在模型的底部。

3)垂直插法为铸道安插在熔模的上方。

4)侧插法为在熔模的侧方设置铸道，然后形成“S”形转弯，接于铸道口。

(2)铸道的正确选择:在实际工作中应根据熔模的大小、形式及制作方法等因素具体分析、灵活运用，才能取得满意的效果。

4. 蜡型的包埋　参考本章实训三(一次包埋法)。

【注意事项】

1. 保证熔模位于离心力作用方向最佳角内。

2. 铸道直径应大于熔模的最厚处，并安插在熔模的最厚处，不得设置在精度要求高、易使铸件产生变形的部位。所有铸道表面应光洁、精细均匀。

3. 采用多根分铸道时，应等长、等粗，总铸道的直径要大于各分铸道的总和。铸道应避免呈直角，所有需转弯处均呈圆钝的弯曲。

4. 在保证铸件能铸造完整的前提下，铸道尽量少，既利于切割，又避免多铸道对铸件的牵拉变形。熔模竖上蜡模底座后，应在熔模上安放排气道。

5. 在进行蜡型的内、外包埋时，应避免产生气泡。

【评定】

评定学生对带模铸造支架蜡型的制作方法掌握程度。

可摘局部义齿支架蜡型制作评分

内容	分值	得分
浸蜡	2	
制作支架蜡型	3	
铸道的设置	3	
蜡型的包埋	2	

学生姓名：　　　　评分：

班级：　　　　教师签名：

日期：

实训十四　弯制可摘局部义齿支架制作

【目的和要求】

1. 学会弯制卡环的各种器械及使用方法。

2. 学会三臂卡环的弯制方法。

3. 学会间隙卡环的弯制方法和要求。

【实训内容】

1. 在工作模型上按设计要求弯制𬌗支托和卡环。

2. 弯制间隙卡环及三臂卡环。

【实训器材】

6 缺失石膏模型一副、弯丝钳、大弯钳、三喙钳、平钳、切断钳、酒精灯、蜡匙、锡焊器材、蜡刀、21 号钢丝、蜡片、有色铅笔等。

【方法与步骤】

1. 弯制𬌗支托

(1)目测 6 缺隙大小，用大弯钳将扁钢丝(18 号不锈钢丝压扁而成)弯曲成与缺隙相适应的弧形。

(2)在模型上比试，呈水平横过缺隙，离开牙嵴顶 1 ~ 1.5 mm，并用平钳进行调整，使其对准 5、7 支托凹。

(3)用铅笔在扁钢丝上位于支托凹边缘嵴处做记号，以大弯钳圆喙的最突点放在铅笔记号上，将钢丝向下弯曲成𬌗支托。

(4)再放到模型上比试调整，使䄀支托与支托凹贴合，切除多余钢丝，将𬌗支托磨成圆三角形，末端逐渐变薄，使其与支托凹进一步贴合。

(5)用蜡将𬌗支托固定于模型上。

2. 弯制卡环

(1)弯制 57 卡环臂　以右手握弯丝钳，夹紧钢丝的一端，左手执钢丝，中指、无名指和小指夹住钢丝，示指作支点顶在钳喙上，拇指压住钢丝，两手同时旋转向外用力，迫使钢丝在外力作用下形成弧形。然后将其放在模型上比试、调整，使弧形和卡环线一致，钢丝和基牙贴合。

(2)弯制卡环体和连接体的下降部分　卡环臂弯成后，放在模型上比试，在确定转弯处用铅笔做记号。颊、舌两臂转弯形成卡环体和连接体的下降部分时，有正反手之别。7 的舌侧臂和 5 的颊侧臂为正手卡环，7 的颊侧臂和 5 的舌侧为反手卡环。

1)正手转弯　以右手握弯丝钳，圆喙放在卡环弧形的外侧，夹紧卡环靠近记号处，用中指和无名指夹住钢丝，示指和中指用力将钢丝向下压，使其作约 120°转弯，然后将钳子反转，夹住转弯处，使钢丝稍向内弯曲。

2)反手转弯　卡环比试合适后在转弯处做记号。将卡环倒转过来，弯丝钳的圆喙放在弧形的外侧，夹紧靠近转弯的记号处，用左手的示指固定卡环臂，用大拇指和中指夹住钢丝，用大拇指将钢丝向下向外推，使其做约 120°的转弯。然后夹住转弯处，将钢丝稍向外弯曲，形成卡环及连接体的下降部分。

3)弯制连接体的水平段和上升段　目测𬌗龈距离，在适当部位将钢丝微向上弯曲，使其与𬌗支托的连接体平行，形成水平段。放在模型上比试，在适当的部位做记号，用弯丝钳夹紧钢丝向上做约 90°弯曲，形成连接体的上升段，并搭在𬌗支托的连接体上。

3. 弯制 43 隙卡环

(1)形成卡环臂　用 21 号钢丝，以右手握弯丝钳，夹紧钢丝的一端，左手执钢丝，中指、无名指和小指夹住钢丝，示指作支点顶在钳喙上，拇指压住钢丝，两手同时旋转向外用力，迫使钢丝在外力作用下形成弧形臂，放于模型上比试，在相当于龈乳头处做标记。使弯丝钳的圆形喙在外侧夹住标记，将钢丝游离端稍向外弯曲。使卡臂进入颊外展隙。

(2)形成卡环体　卡环臂形成后，放模型上比试，在相当于隙卡沟颊侧边缘处做标记，用弯丝钳从弧面方向夹住标记稍下方（圆形喙在外），左手压钢丝向外向下，做约 90°弯曲，经比试调整，使与隙卡沟完全贴合。

(3)形成连接体　卡环体形成后，放模型上比试，在隙卡沟的舌侧边缘处做标记，用弯丝钳夹住标记（圆形喙向下），将钢丝向下作略小于 90°的弯曲，目测转变至舌侧龈乳头的距离，将钢丝向相反方向（向上）翘起。放模型上比试，使钢丝沿舌外展隙下降（勿进入倒凹区）至龈缘。调整钢丝的走行方向，沿着模型上连接体的画线逐段向前延伸，进 11 缺牙间隙。弯制时，使钢丝与组织面的形态一致，并保持约 0.5 mm 距离。最后用轮形砂石将卡环尖磨圆钝，用蜡在连接体处将其固定在模型上。

(4)弯制两缺牙间隙之间的连接丝　将钢丝一端搭在 56 缺牙间隙的𬌗支托连接

体上,另一端进入11缺牙间隙与另一连接丝相贴　连接丝与组织面的形态一致,并保持约0.5 mm距离。

4. 支架的连接:将卡环放回模型,用蜡把卡环臂端固定于模型上,再用锡焊将支架各部分连接在一起。注意焊接时防止支架移位,同时焊锡不宜过多,以免影响塑料厚度。

5. 弯制卡环的要求

(1)训练目测,准确估计卡环各部位的大小、形态、长短和走向。

(2)做记号要准确,钳夹位置要合适,使其转弯恰到好处。

(3)勤比试、早调整、循序渐进。

(4)时刻注意咬合,勿使𬌗支托、卡环体过高。

【注意事项】

1. 支架的各部分应放在模型的正确位置上。

2. 卡环体、臂,𬌗支托应与基牙密贴,不得损伤模型。

3. 间隙卡环的越𬌗部分应在非倒凹区,且不妨碍咬合。

4. 卡环臂应放在基牙的倒凹区,不得抵至牙龈。

5. 应选用对卡环丝损伤小的器械,减少钳夹伤痕。

6. 避免反复多次弯曲,弯曲处不能形成锐角。

【评定】

评定学生对弯制支架操作技能的掌握情况。

弯制可摘局部义齿制作支架

内容	分值	得分
弯制𬌗支托	2	
弯制卡环	3	
弯制43隙卡环	3	
支架的连接	2	

学生姓名:　　　　评分:

班级:　　　　教师签名:

日期:

实训十五　可摘局部义齿排牙及蜡型制作

【目的和要求】

学会可摘局部义齿前牙的排列方法和要求。

【实训内容】

1. 人工前牙的排列。

2. 雕刻后牙蜡冠。

【实训器材】

台式电机、长柄砂石、700 号裂钻、成品人工牙、酒精灯、火柴、蜡刀、蜡片、酒精喷灯等。

【方法与步骤】

1. 人工牙的排列

(1)选择人工牙　前牙应根据缺隙大小,余留前牙的形态和颜色选择。临床选择时,还应参考患者的面型。

(2)模型处理　前牙区缺牙间隙牙槽嵴丰满唇侧不放基托者,要用蜡刀将缺隙处的唇侧牙槽嵴均匀刮去0.5 mm,以使戴入义齿后稍有压迫而显真实。若唇侧有基托者可省去此步。

(3)修整人工牙　将人工前牙放在模型上比试。如果过长,可用轮形砂石修整人工牙的盖嵴部和颈缘。如果过宽,可用柱状砂石将人工前牙的近远中邻面稍作磨改,使其与缺牙间隙相协调。

(4)固定人工牙　取基托蜡在酒精灯上烤软后放于缺牙间隙,将磨好的人工牙固定其上,趁蜡未凝固之前,用对颌模型作正中咬合。

(5)雕刻 6 蜡型　取基托蜡在酒精灯上烤软后放于缺牙间隙,趁蜡未凝固之前,用对颌模型作正中咬合。按缺失牙的解剖外形雕刻其轴面蜡型,其颈缘与邻牙颈缘协调,颊舌径小于天然牙。再根据咬合情况雕刻𬌗面形态。

2. 蜡基托的形成

(1)铺蜡　将基托蜡在酒精灯上烤软,铺于缺牙间隙以及颊舌侧所画基托范围上。若凹陷明显,可再添蜡使基托表面基本相平,并保持基托最薄处有 1.5 ~ 2 mm 厚度。

(2)修整基托外形　将蜡刀在酒精灯上烤热后把基托边缘封闭,并按所画基托线将边缘修整齐。但前牙舌侧基托上缘应位于舌隆突上,后牙舌侧基托上缘应位于导线的𬌗方。

(3)雕刻颈曲线　参照邻牙的颈缘弧度和位置用蜡刀从颈曲线的最低点开始,刀的刃面紧贴人工牙的舌面,分别向近、远中雕刻,形成颈曲线。然后将蜡刀尖向上,刀的刃面与牙体长轴约成45°,顺着已形成的颈曲线移动,刮除多余的蜡。

(4)完成蜡基托　颈缘形成后,再用蜡刀将基托表面作成凹面状。然后用酒精棉球将基托表面擦光或用酒精喷灯将表面喷光。使用喷灯时,尽量减小与基托表面的角度,勿使蜡过度熔化。

【注意事项】

1. 排牙及雕牙时均不得使支架移位。

2. 磨改人工前牙时应边磨边比试,勿磨除过多。

3. 雕刻蜡牙时,着重雕好颊、舌面外形,外展隙及颈曲线,𬌗面形态应在咬合印迹的基础上进行。

4. 卡环臂、𬌗支托均应暴露，各连接体部分均应包埋在基托内。暴露的支架、人工牙及蜡型范围以外区域应清洁、无残蜡。

【评定】

评定学生对排牙与雕牙技能掌握的情况。

可摘局部义齿排牙及蜡型制作评分

内容	分值	得分
人工牙的排列	5	
蜡基托的形成	5	

学生姓名：　　　　评分：

班级：　　　　教师签名：

日期：

实训十六　可摘局部义齿制作：装盒、去蜡

【目的和要求】

1. 学会装盒的方法和步骤。

2. 学会可摘局部义齿的去蜡法。

【实训内容】

1. 装盒。

2. 去蜡。

【实训器材】

型盒、橡皮碗、石膏调拌刀、毛笔、弹簧夹、肥皂、石膏、压榨器、热水（80 ℃以上）等。

【方法与步骤】

1. 装盒方法　将完成后的蜡型用石膏包埋固定于型盒内，经去蜡后形成石膏型腔，然后将塑料填入型腔，经聚合后完成义齿的塑料部分。

（1）整装法　将支架、人工牙、基托等连同模型一起包埋固定于下半盒内，只暴露基托蜡型的腭（舌）侧磨光面。

（2）分装法　将蜡型包埋固定于下半型盒内，将人工牙、基托、支架全部包埋于上半型盒内。

（3）混装法　上述两法的结合，即将支架、前牙、唇侧基托及所有的基托边缘连同模型一起，包埋固定在下半盒内，而将后牙和颊舌基托的大部分暴露出来，把后牙翻到上半盒去。

2. 步骤

(1)装盒前应检查义齿蜡型,发现问题及时补救。

(2)根据义齿蜡型大小及数量,选择合适的型盒,并查对型盒是否配套及密合。

(3)将模型浸于室温水中,使其吸足水分,用石膏剪、工作刀或模型修整器修整模型大小及厚薄。

(4)装盒设计

1)决定装盒方法,确定应该暴露和应该包埋的部位。

2)决定蜡型在型盒内的布局,蜡型在型盒内的位置要照顾前后、左右、上下的距离,要把重要的部分(如支架和人工牙)放在合适的位置上。

3)决定蜡型前后、颊舌方向的倾斜,以避开倒凹,暴露基托,利于支架、前牙的包埋固定。

(5)装下半盒(以混装法为例)

1)将调拌好的石膏倒入下半盒,1/3 ~1/2 高度,将活动桥蜡型按预先设计确定的位置方向压入石膏中。

2)首先将卡环等包埋的重要部分迅速包埋固定,然后包埋基托边缘等次要部分。

3)将覆盖在蜡冠及蜡基托表面的石膏迅速刮除。

4)在石膏未完全凝固时,用手指借水抹光石膏表面。再用小排笔刷去黏附在蜡型上的多余石膏,注意消除倒凹。

(6)装上半盒:下半盒石膏结固 30 min 后,在石膏表面涂肥皂水作为分离剂;套上上半型盒,检查型盒能否完全套接合适,并要求型盒盖与义齿间至少有 5 mm 距离。调拌石膏倒入上半盒,边倒边振动型盒以排除气泡,倒满后加盖加压。

3. 要求

(1)装下半盒时不能形成倒凹,保证上、下两半型盒能顺利打开。

(2)包埋时应无气泡形成。

(3)须暴露的蜡型部分应尽量暴露,为冲蜡填胶准备有利条件。

(4)保证义齿各部分的位置固定。

4. 去蜡

(1)去蜡的目的是软化蜡型,便于打开型盒;冲净所有的蜡,以便充填塑料。

(2)当装上半型盒后 30 min 左右,即可烫盒。将型盒置于热水(80 ℃以上)中浸泡 5 ~10 min,使蜡型软化,取出型盒用工作刀轻轻打开,取尽软化之蜡,用工作刀将石膏印模的薄边修去。注意烫蜡的水温勿过高,时间勿过长,以免将熔化的蜡渗入石膏中;水温亦不可过低,蜡型未软化而勉强打开型盒,可导致包埋的石膏折断。

(3)当烫盒去除大部分蜡后,用开水冲净残留余蜡,冲蜡的水温要高,且有一定的冲击力,注意蜡一定要全部冲净,若有松动脱落的支架、成品牙和折断的石膏等要注意收集、妥善放置,待冲蜡后复位固定。蜡冲净后,倒出盒内积水,并用小毛巾吸去浮水。

【注意事项】

1. 模型修整时,防止损坏模型、支架、人工牙和蜡型。

2. 装盒的石膏稀稠要合适。

3. 装盒时不应破坏蜡型表面的光滑、完整。若有划痕等应在装上半盒前喷光恢复。

4. 包埋固定后的石膏外表应呈小坡度的驼峰状，避免高耸、陡峭。

5. 动作要迅速、准确，争取在石膏初凝前结束操作。

6. 装上半盒时，抖动不能太大，以免塑料牙脱落移位。

【评定】

评定学生对混装法和去蜡方法的掌握情况。

可摘局部义齿制作装盒去蜡评分

内容	分值	得分
装盒方法	4	
步骤	3	
去蜡	3	

学生姓名：　　评分：

班级：　　教师签名：

日期：

实训十七　可摘局部义齿制作：充填塑料、热处理、开盒、磨光

【目的与要求】

1. 学会塑料的调配与充填方法。

2. 学会塑料热处理的基本方法，加深对有关理论的理解。

3. 学会开盒及磨光的基本操作方法和要求。

【实训内容】

1. 充填塑料。

2. 热处理。

3. 开盒、磨光。

【实训器材】

石膏剪、工作刀、磨光马达、裂钻、砂石、纸砂片、布轮、绒锥、毛刷、石英砂、浮石粉、牙托粉、造牙粉、单体、分离剂、调拌刀、小玻皿、毛笔、玻璃片、搪瓷碗、玻璃纸、小毛巾、压榨器、气枪、热水等。

【方法与步骤】

1. 装盒

(1)涂分离剂　模型表面上无余水后，用毛笔按一个方向均匀涂布一层石膏分离

剂。如涂在人工牙及金属支架上,应用干棉球拭去。

(2)调配塑料　先调白塑料,后调红塑料。

1)量取塑料粉　根据牙冠大小、多少和基托的大小、厚薄量取。其平均用量如下:

①造牙粉(白塑料)　每个牙单位0.3～0.5 mL。

②牙托粉(红塑料)　可把第一类义齿(王征寿分类法)的基托作为基本单位来计算,为第一类义齿1～1.5 mL;第二类义齿2 mL;第三类义齿3～5 mL;第四类义齿2～4 mL;第五类义齿5～8 mL;第六类及半口义齿10～15 mL。

2)加入单体　粉和液的比例按质量为2.5∶2,按体积为2∶1或5∶3配制,实际使用时,将单体滴入塑料粉中,至完全浸润为止,单体不宜过多。单体加入后,应加以搅拌,可促进溶胀,颜色均匀。器皿应加盖,防止单体挥发。

3)塑料调配后的变化　湿砂期→稀糊期→黏丝期→面团期→橡胶期→坚硬期。面团期为最佳充填时期,因其既不粘器械,又有良好的流动性和可塑性,且加压时体积能被压缩,以补偿部分聚合收缩。

(3)充填塑料　先充填牙冠后充填基托。

1)雕刻牙冠6的充填　取一块大小合适的面团期白塑料置于6牙冠型腔内,用充填器从四周向中间压缩,填紧,边缘圆滑完整。如有菲边,可将塑料轻轻从型腔内取出,用剪刀修剪。合适后放回牙冠型腔内。

2)充填基托　塑料基托的充填应集中在印模范围内,用量合适,被包埋的基托边缘要充填完全,用小充填器细心填塞。

3)试压　牙冠和基托分别充填完后,在上下两半型盒之间隔以湿玻璃纸,将型盒置于压榨器上徐徐加压。

4)试压后的检查和处理　打开型盒,检查牙冠是否完整、支架是否移位、石膏是否损坏、塑料是否填够。如基托边缘有多余塑料,塑料致密、颜色较深,玻璃纸的皱褶不明显,说明塑料充足。反之,若边缘无多余塑料被挤出来,塑料疏松,颜色较淡,玻璃纸的皱褶很深,则表明充填不足;若发现充填不足,应添加塑料,加塑料时应加少许单体使之湿润,使新旧塑料易于结合,与此同时,检查修剪塑料牙牙颈线。

5)闭盒　充填合适后,切除多余的菲边,去尽玻璃纸。若分离剂有脱落,可再补涂一次,在人工牙和基托之间滴少量单体,然后关闭上下两半型盒并用压榨器压紧。

2. 热处理　将型盒用型盒夹夹紧固定,放入冷水中缓慢加热。在加热过程中,水温达65 ℃后维持一段时间(约1 h),再继续升温到沸腾,煮沸半小时。

3. 开盒　将冷却后的型盒从型盒夹上卸下,分开型盒,脱出石膏。然后用工作刀、石膏剪等工具将义齿从石膏中取出,义齿上黏附的石膏先用工作刀剔刮,然后在质量分数为30%枸橼酸钠溶液中浸泡数小时到24 h,再取出即能洗刷干净。

4. 磨光

(1)粗磨　用砂石磨去菲边和基托的过长、过厚部分,用裂钻磨去组织面的石膏及塑料小瘤。靠近卡环体部的多余塑料可用纸砂片或细裂钻切除,但不要损伤支架。最后用细砂纸裹在夹持针上,将基托表面磨平磨光。

（2）细磨　依次用布轮、黑毛刷、白毛刷加水调拌的石英砂和浮石粉进行打磨。布轮主要打磨基托的磨光面和边缘（布轮不能磨到的地方可用绒锥）；黑毛刷主要打磨牙间隙和卡环体附近，最后用白毛刷带浮石粉或氧化锌粉作最后抛光。

5. 开盒磨光要求

（1）开盒时应充分了解义齿在型盒中的位置，细心操作，避免用暴力招致义齿损坏。

（2）磨光后的义齿应达到：①基托大小、厚薄合适，边缘圆钝，磨光面平整光亮，组织面无石膏、塑料小瘤及尖锐的突出部分；②人工牙冠的形态好，牙间隙整齐，细致光滑；③卡环臂游离，末端圆钝；④人工牙冠、支架不得磨损或变形，基托无折裂、缺损。

【注意事项】

1. 塑料粉液比要合适，面团期充填，充填量足够。
2. 红、白塑料分界要清，牙冠部分应全部是白塑料，基托部分应为粉红塑料。
3. 卡环、支托等金属支架，以及排列的塑料牙均不得移位。
4. 不能有石膏碎块、玻璃纸、分离剂等污物混入塑料内。
5. 分离剂涂布应完整、均匀。
6. 开盒时不能因敲击而损伤义齿。剪石膏时，应先剪除义齿周围包埋的石膏，后剪去模型石膏，注意剪刀方向不能对准基托。
7. 认真粗磨，然后细磨。
8. 磨光时，要保护好卡环，防止卡环挂在布轮上，造成义齿损坏或变形。

【评定】

评定学生对充胶技能及热处理方法开盒与磨光技术的掌握情况。

充填塑料、热处理、开盒、磨光评分

内容	分值	得分
涂分离剂	1	
调配塑料	1	
充填塑料	2	
热处理	3	
开盒	1	
磨光	2	

学生姓名：　　　　评分：

班级：　　　　教师签名：

日期：

第六章　口腔颌面医学影像诊断学

实训一　口腔颌面放射技术

【目的和要求】

1. 能够进行根尖片投照。

2. 了解口腔专用 X 射线机：①口内片 X 射线机；②曲面体层 X 射线机；③体腔 X 射线机；④头影测量 X 射线机；⑤口腔专用 CT 机。

【实训内容】

1. 观摩口腔专用线机。

2. 投照牙齿的根尖片。

【实训器材】

口内片 X 射线机、曲面体层 X 射线机、体腔 X 射线机、头影测量 X 射线机、口腔专用 CT 机、牙片。

【方法与步骤】

1. 观摩口腔专用 X 射线机。带教老师带领学生观摩口内片 X 射线机、曲面体层 X 射线机、体腔 X 射线机、头影测量 X 射机、口腔专用 CT 机，同时讲解其工作原理。

2. 投照根尖片的基本步骤

(1)调整头部位置。

(2)胶片分配	成人	上颌牙	87 654 3 2112 3 456 78
		下颌牙	87 654 3 2112 3 456 78
	儿童	上颌牙	6VIV III　II I I II　III IVV6
		下颌牙	6VIV III　II I I II　III IVV6

(3)放置胶片：拍前牙时胶片的长轴跟牙体长轴平行，胶片上缘高出牙体切缘 7 mm；拍下颌时胶片短轴和牙体长轴平行，胶片上缘高出秴面 10 mm。

(4)固定胶片。

(5)放置球管，调节中心射线的位置。根据所拍的牙位不同，球管放置的位置不同。但 X 射线的中心射线始终跟所拍牙与胶片的角平分线垂直(表 6-1)。

表 6-1　放置 X 射线中心

牙位	投照部位
双侧上中切牙	鼻尖
单侧的上中切牙及侧切牙	鼻尖与鼻翼的中点
上尖牙	鼻翼
上前磨牙	颧弓的前方
磨牙	颧弓的下方
下颌牙	下颌骨上缘上 1 cm

【评定】

评定学生投照根尖片的熟练程度。

根尖片投照技术评分

内容	分值	得分
调整头部位置	1	
胶片分配	2	
放置胶片	2	
固定胶片	2	
放置球管	3	

学生姓名：　　　　评分：
班级：　　　　教师签名：
日期：

实训二　牙及牙周组织正常 X 射线影像

【目的和要求】

1. 能使学生正确识别根尖片牙及牙周组织正常 X 射线表现，包括牙釉质、牙本质、髓腔、牙槽骨、骨硬板及牙周膜。

2. 能使学生正确地指出根尖片中有关颌骨正常解剖结构：①上颌根尖片包括切牙孔、腭中缝、鼻腔与鼻中隔、上颌窦、颧突、喙突、上颌结节及翼钩；②下颌根尖片包括颏棘、营养管、颏孔、外斜线、下颌管、下颌角区及内斜线。

【实训内容】

1. 看牙片，识牙位。

2. 看正常的牙及牙周组织的影像。

3. 识别根尖片有关颌骨正常解剖结构。

【实训器材】

正常的根尖片。

【方法与步骤】

1. 将收集的正常的根尖片进行分类，分为上颌前牙（图6–1）、上颌磨牙片、下颌前牙片、下颌前磨牙片、下颌磨牙片（图6–2）。

2. 将同学们分组，一组观察上颌根尖片，一组观察下颌根尖片，观察正常的牙及牙周组织的影像，及找出根尖片所能见到的有关颌骨正常解剖结构。

3. 两组交换根尖片，观察正常影像。

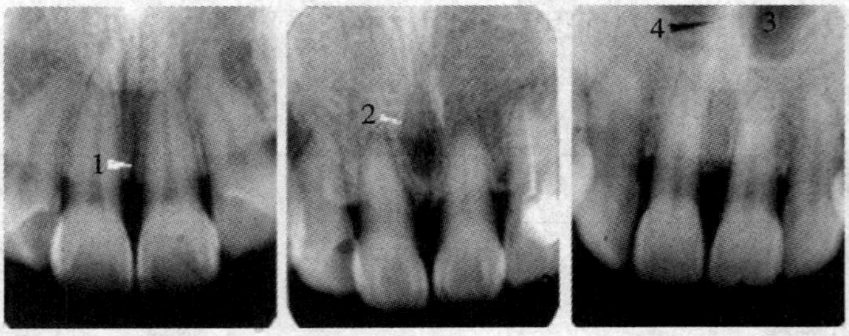

腭中缝　　切牙孔　　鼻中隔，鼻腔

图6–1　上颌前牙根尖片

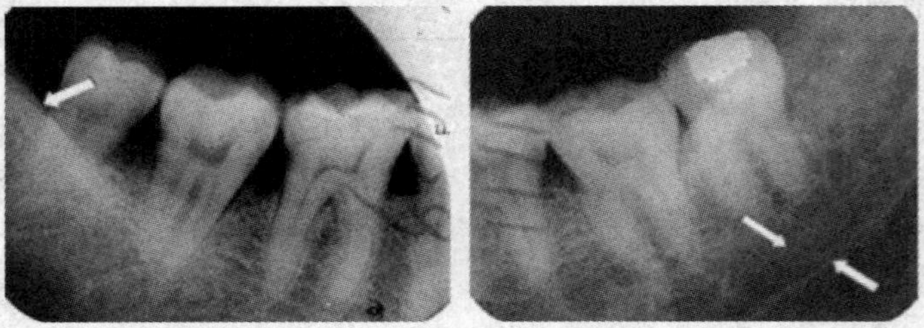

外斜线　　下颌管致密骨层

图6–2　下颌磨牙片

【评定】

评定学生对牙及牙周组织正常X射线影像熟练程度。

牙及牙周组织正常 X 射线影像掌握情况评分

内容	分值	得分
1. 能够区分牙片:分清牙位	4	
2. 看懂正常的牙及牙周组织的影像	3	
3. 找出根尖片有关颌骨正常解剖结构	3	

学生姓名:　　　　评分:
班级:　　　　教师签名:
日期:

实训三　牙及牙周组织病变 X 射线诊断

【目的和要求】

1. 能够认识牙发育异常、牙髓病变、致密性骨炎、牙骨质增生、牙根折裂的影像学表现。

2. 能够正确识别龋病、根尖周病及牙周炎的 X 射线诊断。

【实训内容】

1. 分辨龋病、根尖周病及牙周炎的 X 射线片。

2. 找出病变位置,并分析病变影像的组织变化。

【实训器材】

病变的牙及牙周组织的 X 射线片。

【方法与步骤】

1. 将收集的病变的牙及牙周组织的 X 射线片发给同学们,让他们分出哪些是龋病片(图 6-3)、牙髓病(图 6-4)、根尖周病片(图 6-5)、牙周炎的 X 射线片。

2. 同学们归纳病变区的影像与正常组织的影像有什么不同。

3. 老师对同学们的观察、诊断进行点评。

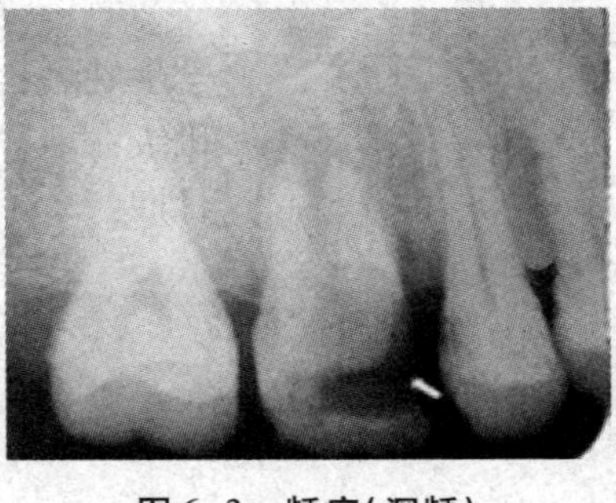

图 6-3　龋病(深龋)

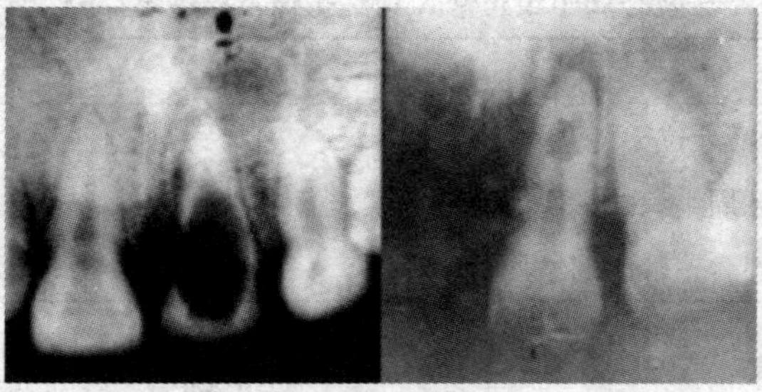

图 6-4　牙髓病(牙内吸收)

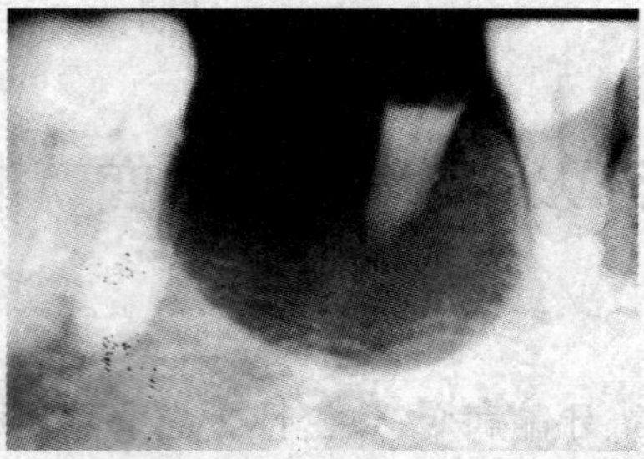

图 6-5　根尖周病(根尖囊肿)

【评定】

评定学生对牙及牙周组织病变 X 射线诊断的熟练程度。

牙及牙周组织病变 X 射线诊断熟练程度评分

内容	分值	得分
1. 分出龋病片	2	
2. 分出根尖周病片	2	
3. 分出牙周炎的 X 射线片	2	
4. 分出病变影像与正常组织影像	4	

学生姓名：　　　　评分：

班级：　　　　　　教师签名：

日期：

实训四　颌骨骨损伤在颌面线骨的 X 射线表现

【目的和要求】

1. 能够掌握骨折 X 射线片要点，下颌骨骨折、上颌骨骨折、颧骨、颧弓、鼻骨骨折的 X 射线诊断。

2. 通过看片，培养学生总结归纳能力。

【实训内容】

1. 总结骨折 X 射线片要点。

2. 观察牙槽突骨折、下颌骨骨折、上颌骨骨折、颧骨骨折、颧弓骨折的片子，总结归纳好发的部位及骨折类型。

【实训器材】

教学用放大观片灯；正常的颧弓位片、下颌骨开口后前位片、鼻骨侧位片、颌面部骨折的教学片。

【方法与步骤】

1. 骨折 X 射线片要点　骨折 X 射线片主要观察骨折的部位与数目、骨折的类型、骨折的移位、骨折线与牙齿的关系，注意区别骨折线营养管及正常的骨缝。

2. 牙槽突骨折　X 射线片上骨折线为不规则、不整齐的低密度线条状影像，成横行、斜行，常伴有牙损伤。

3. 下颌骨骨折　好发部位是颏部、下颌角、颏孔区、髁状突。

4. 上颌骨骨折　X 射线分为三型。

5. 颧骨、颧弓骨折　颧骨骨折常在骨缝处裂开，可呈嵌入型或粉碎性，多伴有上颌窦前侧壁骨折。颧弓骨折以颧弓中断多见。

【评定】

评定学生对颌面骨损伤常见片的读片能力。

颌面部损伤常见片的读片能力评分

内容	分值	得分
1. 骨折 X 射线片要点	2	
2. 牙槽突骨折部位	2	
3. 下颌骨骨折部位	2	
4. 上颌骨骨折 X 射线分型	2	
5. 颧骨、颧弓骨折部位	2	

学生姓名：　　　　评分：

班级：　　　　教师签名：

日期：

实训五　口腔颌面部囊肿肿瘤的 X 射线表现

【目的和要求】

1. 正确判断曲面断层片的正常 X 射线影像；牙源性囊肿、成釉细胞瘤的 X 射线诊断。

2. 能够正确分辨牙源性角化囊肿与成釉细胞瘤的 X 射线表现。

3. 牙源性囊肿与非牙源性囊肿个类型间的鉴别诊断。

4. 了解口腔体腔片、平面体层片及颅底位片。

【实训内容】

1. 正常曲面断层片的 X 射线表现。

2. 口腔颌面部 CT 平扫正常图像。

3. 颌骨囊肿的 X 射线表现。

4. 成釉细胞瘤。

【实训器材】

教学用放大观片灯、正常曲面断层片、体腔片、各种类型的平面体层片、颅底位片、口腔颌面部 CT 片。

【方法与步骤】

1. 正常曲面断层片的 X 射线表现。

2. 口腔颌面部 CT 平扫正常图像。

3. 颌骨囊肿的 X 射线表现

(1)残余囊肿　在拔牙后的牙槽窝下方颌骨内出现圆形囊性密度减低影像。

(2)含牙囊肿　囊肿内可含有发育不同阶段的牙，牙冠朝向囊腔，囊壁通常连于牙冠与牙根的交界处，单房多见。

(3)牙源性角化囊肿　单囊多见，也可见多囊，肿瘤内含牙或不含牙，多囊者囊肿大小相差不明显；常延颌骨生长；可有牙根吸收；可为多发性；术后易复发；颌骨多发性牙源性角化囊肿同时伴有皮肤基底细胞痣或癌及其他异常者称为多发性基底细胞痣综合征。

(4)面裂囊肿　鼻腭囊中位于颌骨中线，左右中切牙牙根之间；球上颌囊肿位于上颌侧切牙与尖牙之间。

4. 成釉细胞瘤的 X 射线表现：成釉细胞瘤的 X 射线表现多样化可分为四型。

(1)多房型　分房大小相差悬殊，方成圆形或椭圆形的密度减低区，分隔清晰锐利。骨质膨胀以向颊舌侧为甚。

(2)蜂窝型　呈基本相同的小分隔，间隔粗糙。

(3)单方型　呈单房状密度减低的影像。

(4)局部恶性征型　颌骨膨胀不明显，牙槽侧密质骨消不全。

【评定】

评定学生对颌面部囊肿肿瘤的读片能力。

口腔颌面部囊肿肿瘤的 X 射线影像读片能力评分

内容	分值	得分
1. 正常曲面断层片的 X 射线表现	2	
2. 口腔颌面部 CT 平扫正常图像	2	
3. 颌骨囊肿的 X 射线表现		
(1)残余囊肿	1	
(2)含牙囊肿	1	
(3)牙源性角化囊肿	1	
(4)面裂囊肿	1	
4. 成釉细胞瘤	2	

学生姓名：　　　　评分：

班级：　　　　教师签名：

日期：

第七章　口腔颌面外科学

实训一　口腔颌面外科临床检查

【目的和要求】

能够对口腔、颌面部、颈部、颞下颌关节及涎腺进行正确检查和正确描述。

【实训内容】

1. 口腔检查。
2. 颌面部检查。
3. 颈部检查。
4. 颞下颌关节检查。
5. 涎腺检查。

【实训器材】

器械盘、口镜、镊子、探针、直尺、橡皮手套或指套等。

【方法与步骤】

1. 口腔检查

(1)口腔前庭检查　依次检查唇、颊、牙龈黏膜、唇颊沟以及唇颊系带情况。观察有无颜色异常、瘘管、溃疡或新生物,腮腺导管乳头有无异常(红肿、溢脓等),例如:重金属中毒者牙龈边缘可有色素沉着(铅、汞中毒时出现蓝黑色线状色素);慢性骨髓炎或根尖周炎症可见瘘管;溃疡性龈炎可致龈乳头消失;化脓性腮腺炎可有腮腺导管口红肿、溢脓。

(2)牙齿及咬合检查　检查时常需结合探诊和叩诊以检查牙体硬组织、牙周和根尖周等情况,如有无龋坏、缺损、探痛、叩痛及牙齿松动等。

检查咬合关系时,应观察咬合关系是否正常,以确定有无骨折、颌骨畸形、颌骨肿瘤和颞下颌关节病等病变。

检查张口度情况,以确定其是否张口受限,并分析影响张口运动的因素。张口受限常表示咀嚼肌群(升颌肌)或颞下颌关节受累,也可因骨折移位阻挡(如颧弓骨折移位阻挡下颌喙突运动)或瘢痕挛缩等原因所致。检查张口度时以上下中切牙的切缘间之距离为标准,正常人的张口度大小约相当于自身的示指、中指、无名指三指合拢时三指末节的宽度。

(3)固有口腔及口咽检查　依次检查舌、腭、口咽、口底等部位的颜色、质地、形态和大小。注意有无溃疡、新生物和缺损畸形。注意观察舌质和舌苔变化。舌、软腭、腭垂(悬雍垂)、舌腭弓、咽腭弓的运动更具临床意义;必要时还应检查舌的味觉功能,咽侧壁、咽后壁以及腭咽闭合情况是否异常。检查口底时应注意舌系带和下颌下腺导管开口等情况。

对唇、颊、舌、口底、下颌下区的病变,可行双手口内外合诊进行检查,以便准确地了解病变的范围和性质。双合诊可用一手的拇指、示指,或双手置于病变部位的上下或两侧进行。前者适用于唇、舌部的检查,后者则在口底、下颌下检查时常用。双合诊应按"由后往前"的顺序进行。

2. 颌面部检查

(1)表情与意识神态检查　根据面部表情变化,判断是口腔颌面外科疾病的表现,还是全身疾病的反映。同时可了解意识状态、体质和病情轻重。

(2)颌面部外形与色泽检查　观察与比较颌面部的外形、左右是否对称、比例是否协调、有无突出和凹陷。皮肤的色泽、质地和弹性变化等。

(3)面部器官检查　观察眼、耳和鼻等情况。如用尺或目测瞳孔大小,用尺测量瞳孔是否位于同一平面,用电筒测对光反射是否存在等,观察眼球的上下左右运动、视力及有无复视等;检查耳、鼻有否液体渗出、畸形及缺损等。

(4)病变的部位和性质　病变的部位、大小、范围、深度、形态及有无移动度、触痛、波动感、捻发音等体征,另外还需进行面部左右对称部位的棉丝拂诊试验及"扳机点"检查。

(5)语音及听诊检查　检查有无病理语音、舌根部肿块的含橄榄语音、动静脉畸形的吹风样杂音、颞下颌关节的弹响等。

3. 颈部检查

(1)一般检查　注意观察颈部的外形、色泽、轮廓、活动度,有否肿胀、畸形、斜颈、溃疡及瘘管。

(2)淋巴结检查

1)明确淋巴结扪诊的重要性,了解淋巴结的引流解剖区。

2)扪诊手法应注意轻柔,医师可站在患者的右前方或右后方。

3)扪诊顺序:环行链淋巴结——枕部、耳后、耳前、腮腺、面颊部、下颌下、颏下;纵行链淋巴结——颈深上、中、下淋巴结以及锁骨上淋巴结。

4)扪诊时注意使患者肌肉放松,如检查下颌下三角时嘱患者低头偏向患侧,以示指、中指轻扪下颌下区,如检查颈深淋巴结群时应请患者头偏转向患侧,以示指、中指及无名指置于胸锁乳突肌前缘,向后及深部触摸,自上而下仔细检查。

5)记录各区淋巴结的数目、大小、性质、硬度、活动度等情况。

4. 颞下颌关节检查　以两手小指伸入外耳道内,向前方触诊,以两手拇指分别置于两侧耳屏前关节外侧,嘱患者作张闭口运动,检查髁状突的动度及有无弹响、摩擦音等;各关节区及咀嚼肌群有否压痛;张口度及侧向运动度;另外还需检查面部左右是否对称、下颌骨各部位有否畸形,上、下颌中线及切牙中线是否居中,下颌运动是否偏斜及咬合关系是否良好。

5. 唾液腺检查　腮腺触诊一般以示指、中指、无名指三指平触为宜，忌用手指提拉触摸；下颌下腺及舌下腺的触诊则常用双手合诊法检查。另外还需检查各腺体的大小、形态，有否肿块，口内的导管有否充血、肿块、变硬、有无结石，以示指、中指、无名三指平触并由后向前检查腮腺及下颌下腺的分泌液情况等。

【评定】

评定学生对口腔颌面外科临床检查方法和描述的掌握程度。

口腔颌面外科临床检查掌握程度评分

内容	分值	得分
口腔检查	3	
颌面部检查	3	
颈部检查	1	
颞下颌关节检查	2	
涎腺检查	1	

学生姓名：　　　　评分：
班级：　　　　教师签名：
日期：

实训二　口腔颌面外科门诊病历书写

【目的和要求】

1. 能够独立书写口腔颌面外科门诊病历。
2. 学会树立整体观点，全面看待问题。

【实训内容】

1. 学习门诊病历的必需项目。
2. 学习门诊病历撰写的基本要求。
3. 学习门诊会诊申请撰写的基本要求。
4. 写一份门诊病历。

【实训器材】

器械盘、口镜、镊子、探针、直尺、橡皮手套或指套等。

【方法与步骤】

学生相互询问和检查，并写一份门诊病历。力求内容完整、简明扼要、重点突出、文字清晰易辨、撰写门诊病案记录应注意以下各点。

（一）门诊病历项目要求

姓名、性别、年龄、婚姻、职业、出生地、民族（国籍）、户口/居住地址、电话、工作单位与电话、过敏药物名称及就诊日期与诊断。

1. 门诊病历一般事项必须逐项填写。

2. 每次应诊必须完整填写就诊日期（危急病人更须加注时、分）和就诊科室，若病人先后就诊两个以上科室，则各科分别填写就诊日期和科别。

3. 完整的门诊病史均应包括以下各项内容：①主诉；②病史；③体格检查；④实验室检查；⑤初步诊断；⑥治疗计划；⑦当日处理；⑧医师完整签名。

（二）撰写基本要求

1. 初诊病史

（1）主诉：为患者就诊要求解决的主要问题。字数应精简，但应包括时间、性质、部位及程度，但对某些疾病，例如要求行整复术者则不一定强求以上形式，直述其要求即可。病员如有两种以上的主诉，应记录其最主要者，其他次要的主诉，可以选择性地简单记述。

（2）病史：要突出主诉、发病过程、相关阳性症状及有鉴别诊断价值的症状表现。同住院病史要求。

（3）体格检查：以口腔颌面部检查为主。如有全身性疾病，应做必要的体检，如心脏听诊、血压测量等，并记录检查结果。基本同住院病史中的专科检查。

（4）实验室检查：要详细摘录以往及近期的实验室检查或特殊检查结果，用于比较或引用。

（5）诊断：应按主次排列，力求完整全面，要严格区分确定的、不确定的或尚待证实的诊断。

（6）治疗计划：包括下列内容之一或数项：①提出进一步检查的项目（及其理由）；②治疗用药（药名、剂型、剂量规格、总量、给药方法、给药途径）；③随即（立即）会诊或约定会诊申请或建议；④其他医疗性嘱咐；⑤病休医嘱。

（7）当日处理：某些疾病不能一次治疗完毕，需写明当日的处理，作为下次处理时的依据。

（8）医师签名要求签署与处方权留迹相一致的全名。实习医师应有上级医师签名，以示负责。

2. 复诊病史

（1）复诊病史的必需项目与撰写要求原则上与初诊病史一致。

（2）同一疾病相隔 3 个月以上复诊者原则上按初诊病人处理，但可适当简化（例如：可在一开始即提明原先确定的诊断）。

（3）一般复诊病史须写明：①经上次处理后，病人的症状、体征和病情变化情况及疗效；②初诊时各种实验室或特殊检查结果的反馈（转录）；③记载新出现的症状或体征（包括治疗后的不良反应）；④根据新近情况提出进一步的诊疗步骤和处理意见；⑤补充诊断、修正诊断或维持原有的诊断；⑥医师签名。

(4)对于诊断已十分明确，治疗已相对固定，病情已基本稳定的慢性病患者，门诊复诊病史内容包括：①前已明确的主要诊断；②本次就诊的主要临床情况（症状、体征、治疗不良反应等），简述重要实验室检查结果；③处方记录及医师签名。

（三）门诊会诊的撰写要求

提出会诊申请一方应在处理意见项内写明请求会诊的科室及会诊目的，接受会诊一方应在会诊结果前以明显地位冠以“某科会诊意见”的标题，会诊建议或处理意见应明确。撰写规格同门诊病案要求。

【评定】

评定学生书写口腔颌面外科门诊病历的质量。

选择患口腔颌面外科常见病的门诊病人一名，由带教老师询问和体检，学生记录并写一份门诊病案。

口腔颌面外科门诊病历书写评分

内容	分值	得分
主诉	2	
病史	2	
检查	2	
简述实验室检查和特殊检查	0.5	
初步诊断	1	
治疗计划	1	
当日处理	1	
签名	0.5	

学生姓名：　　　　评分：

班级：　　　　教师签名：

日期：

实训三　口腔颌面外科基本技能、无菌操作技术

【目的和要求】

1. 能够进行切开、缝合、打结及拆线等操作。

2. 学会门诊及手术室一般常规制度及手术室无菌技术的操作要点。

3. 树立无菌观念。

【实训内容】

1. 口腔颌面外科无菌操作技术。

2. 基本包扎技术。

【实训器材】

缝针、缝线、持针器、组织剪、线剪、绷带等。

【方法与步骤】

在教师指导下，让学生熟悉包扎技术及手术操作。

1. 头面部基本包扎技术　绷带包扎的主要目的：保护术区和创部；止血并防止或减轻水肿；防止或减轻骨折错位；保温、止痛；固定敷料。

2. 绷带种类　包括普通绷带、弹性绷带、石膏绷带。

3. 绷带包扎的基本原则　严密，稳定，舒适，美观，清洁；压力均匀，富有弹性；松紧适度，利于引流；注意消灭无效腔，防止出血；经常检查，发现绷带松动、脱落时，应及时予以加固或者更换。如有脓液外溢或渗出，应酌情加厚或更换。

4. 绷带包扎的注意事项　颌面颈部创口的绷带包扎，应根据创口所在部位的解剖特点，结合创口的性质和手术的要求，综合进行考虑以下几点：

(1) 无菌创口注意无菌操作，覆盖的无菌纱布应用一定的厚度和范围。感染创口也要防止再污染，所置引流应保持通畅。

(2) 包扎颌下区及颈部时，注意保持呼吸通畅，防止压迫喉头和气管。

(3) 压力应均匀适度，防止组织过度受压而坏死。

(4) 腮腺区创口包扎压力适度，一般以能插入一示指为度，富于弹性，防止发生涎瘘。

(5) 切开引流创口，第一次包扎压力要适当以利于止血，以后不宜过紧，应保持引流通畅。

(6) 整形术后创口包扎压力不宜过重，以保持血运。游离植皮术后包扎，覆盖创口纱布应力求平整，外加疏松纱布和棉垫，再以绷带作适当的加压包扎。

(7) 骨折复位后的创口包扎时，注意防止错位。

5. 十字交叉法　用绷带先由额至枕部环绕一周，继而反折经一侧耳前腮腺区向下，经颌下、颏部至对侧耳后向上，复至同侧耳前；绕下颌下及颏部至对侧耳前，向上经顶部，向下至同侧耳后，再绕下颌下、颏部至对侧耳后。如此反复缠绕，最后再如前作额枕部环绕，以防止绷带滑脱，止端或打结，或以胶布固定。

6. 单眼包扎法　于鼻根健侧先置一上下斜行的短绷带或纱布条，并在患侧耳周垫以棉垫或纱布，以免包扎时压迫耳郭。绷带自额部开始，先绕额周两圈，继而斜经头后绕全患侧耳下并斜行向上经同侧颊部，眶下至鼻背、健侧眶上，如此环绕数周，每周必须覆盖前一层绷带的1/3～1/2，直至包妥为止，止端以胶布固定，将留置的短绷带或纱布条打结收紧，以暴露健眼。

7. 基本手术操作

(1) 正确辨认常用的手术器械，正确的使用方法，注意手术刀片的拆、装及握法。

(2) 指导同学在海绵上切开、缝合、打结及拆线。

1）切开　切开时，皮肤用手绷紧或固定，注意手术刀与组织面垂直、准确、整齐、深度一致的一次切开。可进行垂直和"Z"形两种切开方法。

2）缝合　垂直切口缝合两侧之组织应该等量、等宽。进针时针尖与皮肤垂直，深度两侧相同，或海绵上间距略小于海绵下间距，才能使创面轻度外翻，达到满意效果。

3）打结　示教单手打结法和钳式打结法，要求每个结均为顺结。

4）拆线　拆线前应用碘酊或酒精消毒，拆线时一手以平镊将线头提起，在一端紧贴皮肤处剪断，然后向被剪断侧拉出。拆线完毕后注意：①如伤口有张力，可延缓几天拆线，或间隔折线，拆线后可用蝶形胶布牵拉减张，示教蝶形胶布制作法和使用要点；②拆线时禁忌在任何地方剪断后拉出，有使感染带入深层组织的可能。另外，如向非剪断侧拉出线头，则有使创口裂开的危险。

【评定】

评定学生是否具备无菌操作的观念及对常规无菌操作技术的掌握程度。

无菌操作评分

内容	分值	得分
七步洗手法	2	
戴无菌手套	2	
头部包扎技术	2	
切开、缝合、打结、拆线	4	

学生姓名：　　　评分：
班级：　　　教师签名：
日期：

实训四　口腔颌面外科局部麻醉

【目的和要求】

1. 学会口腔颌面外科常用的局麻药物和消毒药物。
2. 能在教师的指导下进行局部麻醉操作。
3. 学会局部麻醉时出现意外情况的急救方法。

【实训内容】

1. 结合头颅标本教授各种局部麻醉方法。
2. 示教各种局部麻醉的方法和步骤。
3. 在麻醉实习模型上进行模拟练习。

【实训器材】

头颅标本、一次性注射器、碘伏、一次性器械盘、麻醉拔牙实习模型。

【方法与步骤】

(一)讲授头颅标本的解剖结构

1. 上颌神经　自圆孔出颅腔,越过翼腭凹经眶下裂,进入眶下沟,经眶下管,最后由眶下孔出来,成为眶下神经,分为三末支即是,鼻支分到鼻侧皮肤,唇支分到上唇,下睑支分布到下睑。

(1)外神经环　由上齿槽前、中、后三神经组成,在根尖上方的骨质内,彼此吻合而成。

1)上齿槽后神经　上颌神经进入眶下裂前分出,常有 2 ~ 3 支向下进入上齿槽后神经孔,通过上颌骨外侧骨壁中的骨管,分布到上颌三个磨牙,第一磨牙近中颊侧根除外。支配此区域的牙髓、牙周膜、颊侧牙槽骨、骨膜和牙龈的感觉。

2)上齿槽中神经　由眶下神经在眶下管后份发出,下行于牙槽管内分布到上颌前磨牙(同侧)和第一磨牙近中颊根。支配牙髓、牙周膜、颊侧牙槽骨骨膜和牙龈。

3)上齿槽前神经　由眶下神经在眶下管前段分出,下行于牙槽管内,分布到上颌同侧前牙,在中线与对侧吻合,支配牙髓、牙周膜、唇侧牙槽骨、骨膜和牙龈。

(2)内神经环和蝶腭节　蝶腭节位于翼腭凹内,由蝶腭节分出腭前神经和鼻腭神经,在腭部于尖牙腭侧,彼此吻合,形成内神经环,分布到上牙槽突、硬腭骨膜和黏膜。

1)腭前神经　由蝶腭节分出,下行经过翼腭管由腭大孔穿出,与伴行之降腭血管一起行于上颌突与牙槽突交界的沟内往前直到尖牙腭侧,分布到腭侧牙槽突,牙龈、硬腭骨膜和黏膜,在尖牙腭侧与鼻腭神经吻合。

2)腭中、后神经　由腭小孔穿出,分布于软腭、悬雍垂和扁桃腺,此二神经中,除有感觉纤维外,尚有运动纤维,当其被麻醉时软腭瘫痪,病人感觉恶心。

3)鼻腭神经　由蝶腭孔进入鼻腔,越过鼻腔进入鼻腭管由腭前孔出来,分布到前牙腭侧龈、骨膜、牙槽突和硬腭,在尖牙腭侧与腭前神经吻合。

2. 下颌神经　由卵圆孔出颅分为运动支和感觉支。

(1)运动支:较小,由卵圆孔处与感觉支合并,随即又分开,支配咀嚼肌,其中嚼肌神经与伴行血管越过乙状切迹,分布到嚼肌的深面,可以在乙状切迹中麻醉此神经,可以使嚼肌的反射痉挛减轻。

(2)感觉支

1)颊神经　向前穿过翼外肌两头之间往前下行,沿颞肌腱筋膜向下直到下颌磨牙咬合平面的高度穿出筋膜,越过下颌支前缘穿过颊肌,分布到颊黏膜和下颌磨牙区颊侧牙龈黏膜,同时也分支到颊侧皮肤。

2)舌神经　在翼外肌深面下分出,位于下齿槽神经之前,下行于翼内肌与下颌支之间,当其达到下颌舌骨嵴后端,才离开翼颌间隙,向前越过翼内肌前缘,沿舌肌和口底肌肉之外侧,分布于下颌牙齿舌侧牙龈,舌前 2/3 的黏膜和口底黏膜。当舌神经行至翼外肌下缘时,有面神经鼓索支参加,后者支配舌下腺和颌下腺的分泌、支配舌前 2/3 味觉。

3）下牙槽神经　和舌神经一起由翼外肌下缘下降，有牙槽动静脉与其伴行，神经在翼内肌之外侧。下牙槽神经在翼颌间隙内下行，经过下牙槽神经沟，由下颌孔入下颌管。往前行沿途分支到牙髓、牙周膜和牙槽突，到颏孔处分出颏神经，分布到颏部、下唇、下前牙至前磨牙唇侧牙龈和相对的唇颊黏膜。下牙槽神经末支在骨髓腔内继续前行，分支到下切牙牙髓、牙周膜、牙槽突。在中线与对侧同名神经交叉吻合。

（二）示教局部麻醉方法和步骤

1. 局部麻醉前的准备工作：①接待患者；②查看病历及核对姓名，年龄和麻醉的牙位，核对有无全身禁忌证，有无过敏史；③调节头位、椅位、灯光，麻醉上颌牙时，一般上颌平面与地平面呈45°，麻醉下颌牙时，病人张大口，下颌平面与地平面平行，椅位高度调节至术者的肘关节水平；④请病人漱口；⑤铺小方巾；⑥请护士准备好麻醉药物及器械，将器械放在无菌托盘内；⑦洗手，戴无菌手套。

2. 局部麻醉的操作步骤：①请护士协助打开灯光；②请病人张口，再次核对需麻醉的牙位；③核对麻醉药物，确定麻醉方法，检查注射针头质量及麻醉药物是否含有杂质，或变色；④用干纱布揩干注射部位，然后用1%的碘酊消毒进针部位；⑤按正确的麻醉方法注射麻醉药物，注射前应排除针筒内的气泡。进针后在回抽无血的情况下边注射边观察病人面色，注射速度应缓慢，不宜太快；⑥注射完毕，请护士关掉灯关，并立即询问病人是否有不适，等待麻醉显效，并应随时注意观察病人有无晕厥等麻醉并发症，如出现晕厥反应立即放平椅位，松解衣领，并作其他的抢救措施；⑦麻醉显效检查，刺激病人的牙龈无疼痛感或下唇、舌体有麻木感。

（三）在麻醉实习模型上进行模拟练习

1. 要求同学按照老师示教局麻的方法和步骤进行操作。

2. 在操作过程中，强调操作要领及无菌观念。

3. 检查麻醉效果，如有麻醉失败者，应分析麻醉失败的原因，如进针点、进针方向、进针角度、进针深度等方面是否有错误。

【评定】

评定学生对神经阻滞麻醉操作步骤的掌握程度及麻醉效果。

神经阻滞麻醉操作步骤及麻醉效果评分

内容	分值	得分
洗手和戴手套	1	
消毒	1	
排空针筒内气泡	0.5	
进针点	1	
进针角度	2	
进针深度	2	
回抽	1	

续表

内容	分值	得分
注射	0.5	
麻醉效果	1	

学生姓名：　　评分：

班级：　　教师签名：

日期：

实训五　口腔常用拔牙器械识别与使用方法

【目的和要求】

1. 能认识拔牙手术中常用器械、构造特点并正确使用。

2. 学会一般牙拔除术的基本原理及基本步骤。

【实训内容】

1. 识别有关拔牙及牙槽外科手术器械。

2. 示教拔除术的步骤和方法。

3. 仿头模上进行练习。

【实训器材】

口腔器械盘、各种牙钳、牙挺、牙龈分离器、刮匙、咬骨钳、骨锉、骨膜剥离器、手术刀和柄、缝针、缝线、持针器、手术剪等。

【方法与步骤】

1. 识别有关拔牙术及牙槽外科手术器械

(1)有关拔牙术及牙槽外科手术器械的识别

1)在带教老师的指导下，从提供的器械盘内逐一识别出拔牙术的基本器械(牙钳和牙挺)及辅助器械(牙龈分离器、刮匙、咬骨钳、骨锉、骨膜剥离器)。

2)观察牙钳的结构形态，识别出直钳、反角式钳及刺枪式钳。

3)观察牙钳的形态类型，鉴别出上颌牙钳、下颌牙钳及特殊牙钳，总结出上、下颌牙钳的区别要点。通过仔细观察，应能自器械盘内分别识别出上前牙钳，上前磨牙钳(又称上万用钳)，左、右上颌第一、二磨牙钳，上颌第三磨牙钳；下前牙钳，下前磨牙钳(又称下万用钳)，下颌第一、二磨牙钳，下颌第三磨牙钳；上颌根钳，下颌根钳，上颌牛角钳，下颌牛角钳。

4)观察牙挺的结构形态，识别出直挺、弯挺(分左、右)，横柄挺(又称三角挺)。

5)观察牙挺的形态类型，鉴别出牙挺、根挺、根尖挺。

(2)掌握牙钳、牙挺的正确握持方式与操作方法

1)根据带教老师示教，正确掌握规范的握钳方式及操作要点。

2)根据带教老师示教，正确掌握规范的握挺方式及操作要点。

(3)牙挺使用的力学原理及使用注意点。

1)在带教老师的指导下,首先在牙颌模型上操练,并掌握牙挺使用中的三大力学原理即楔力、杠杆和轮轴原理。

2)带教老师在临床模拟拔牙操作中,示教牙挺三种力学原理的应用过程。

3)通过示教及讲解,要求掌握如下操作要点:①牙挺置入部位、方向要正确,支点着实可靠,挺刃用力合理;②挺刃在牙根与骨之间楔入,并与牙根长轴平行,绝勿以邻牙及舌侧牙槽嵴作支点;③多以两种或三种力学原理结合使用;④控制用力,手指保护,以防牙挺滑脱。

2. 牙拔除术示教的步骤和方法

(1)拔牙术前准备工作。

(2)牙拔除术操作步骤和方法

1)局麻。

2)麻药显效(3 ~5 min)后,即可用1%碘酊消毒所拔牙的龈缘。

3)用牙龈分离器分离牙龈。

4)放置牙钳或先用牙挺时,要求:①置入牙钳之前再次核对牙位,放置好牙钳后务必请带教老师复核;②用牙挺时,一是要有支点,二是用左手保护好邻牙及周围软组织;③拔除脱位时切忌暴力。

5)牙拔除后常规检查所拔牙齿是否完整,有无断根,同时检查拔牙创有无龈撕裂或牙槽嵴及牙槽中隔过高。

6)如所拔的是病灶牙,用刮匙搔刮牙槽窝,以清除炎性组织。

7)常规用示指和拇指垫一小块纱布挤压,缩小已被扩大的牙槽窝。

8)用小块纱布或棉卷放置在拔牙创上,嘱病人轻轻咬紧。

9)揩干净病人口周血迹。

10)嘱咐病人拔牙后注意事项,并根据患者具体情况开处方给予抗菌、消炎、消肿等药物。

11)写病历,签名,交代复诊事宜。

【评定】

评定学生对牙拔除术中有关器械使用方法和作用的掌握程度。

牙拔除术评分

内容	分值	得分
常见器械识别	5	
器械正确使用	5	

学生姓名: 评分:

班级: 教师签名:

日期:

实训六　各类牙拔除术示教

【目的和要求】

学会各类普通牙拔除术的过程与特点。

【实训内容】

1. 上颌前牙拔除法。

2. 上颌前磨牙拔除法。

3. 上颌第一、二磨牙拔除法。

4. 上颌第三磨牙拔除法。

5. 下颌切牙拔除法。

6. 下颌尖牙拔除法。

7. 下颌前磨牙拔除法。

8. 下颌第一、二磨牙拔除法。

9. 下颌第三磨牙拔除法。

【实训器材】

一次性器械盘、5 mL 一次性注射器、5 mL 利多卡因、拔牙器械、碘伏、棉球、纱布、麻醉拔牙实习模型。

【方法与步骤】

1. 上颌前牙拔除法示教

(1)准备好拔除上颌前牙所需器械一套,调节病人椅位。

(2)完成上前牙唇侧黏膜浸润麻醉及腭侧鼻腭神经阻滞麻醉。

(3)基于上颌前牙单根、较直、近似圆锥形及唇侧骨板较薄等解剖特点,操作要点是:①采用上颌前牙拔牙钳;②左手拇指、示指放置在牙弓的唇腭侧显露术区;③先唇侧后腭侧摇动,左右可扭转(除上颌侧切牙),纵轴方向牵引脱位;④牵引脱位动作须有所控制,避免滑脱和伤及下前牙。

2. 上颌前磨牙拔除法示教

(1)准备好拔除上颌前磨牙所需器械一套,调节病人椅位。

(2)完成上颌前磨牙颊侧黏膜浸润麻醉及腭侧鼻腭神经、腭前神经阻滞麻醉。

(3)基于多为扁平单根,颊侧骨壁较薄及与上颌窦底壁邻近等解剖特点,操作要点是:①采用上颌前磨牙钳;②颊、腭侧向先后摆动,逐渐加大颊侧的摆动力,并向颊侧牵引拔除;③勿用扭力;④对稳固牙,可用牙挺,挺松后再上牙钳拔除。

3. 上颌第一、二磨牙拔除法示教

(1)准备好拔除右上或左上颌第一、二磨牙所需器械一套,调节病人椅位。

(2)完成上颌结节,即上牙槽后神经阻滞麻醉、近中颊根局部黏膜浸润麻醉及腭侧腭前神经阻滞麻醉。

(3)基于多为三根,与上颌窦底壁邻近、根分叉较大、颊侧牙槽骨板较厚等解剖特点，操作要点是：①常规先挺松，再上牙钳，颊、腭下侧方向反复摇动，促使牙槽窝扩大后，自颊侧方向牵引脱位；②因牙钳有左、右之分，须正确选用，即将颊侧喙尖放置在上颌磨牙颊侧二根分叉处；③脱位运动时，力量有所控制，切勿扭转。

4. 上颌第三磨牙拔除法示教

(1)准备拔除上颌第三磨牙所需器械一套，调节病人椅位。

(2)完成上牙槽后神经阻滞麻醉及腭侧腭前神经阻滞麻醉。

(3)基于牙冠较小，牙根数目、形态变异及周围骨质较疏松等解剖特点，操作要点是：①采用专用第三磨牙牙钳或反"S"形牙钳；②单用牙挺有时即可脱位取出；③尽量避免断根。

5. 下颌切牙拔除法示教

(1)准备好拔除下颌切牙所需器械一套，调节病人椅位。

(2)完成下颌切牙唇、舌侧局部黏膜局部浸润麻醉。

(3)基于下颌切牙单根、冠、根扁平及唇侧骨壁等解剖特点，操作要点：①选用近90°角窄喙下切牙钳或用鹰嘴钳；②唇、舌向摇动，唇侧牵引脱位，勿扭转；③控制用力，勿击伤对颌牙。

6. 下颌尖牙拔除法示教

(1)准备好拔除下颌尖牙所需器械一套，调节病人椅位。

(2)完成一侧下牙槽神经及舌神经阻滞麻醉。

(3)基于下颌尖牙单根粗长、横断面呈三角形及唇侧骨壁薄等解剖特点，操作要点是：①选用钳喙稍宽90°角牙钳；②唇、舌向摇动，唇侧牵引脱位，可稍加扭转。

7. 下颌前磨牙拔除法示教

(1)准备好拔除下颌前磨牙所需器械一套，调节病人椅位。

(2)完成一侧下牙槽神经及舌神经、颊长神经阻滞麻醉。

(3)基于下颌前磨牙单根细长、牙槽骨壁较厚及弹性较小等解剖特点，操作要点是：①选用下颌前磨牙钳；②常规先挺松再拔除；③颊、舌向摇动并自颊侧远中向脱位。

8. 下颌第一、二磨牙拔除法示教

(1)准备好拔除下颌第一、二磨牙所需器械一套，调节病人椅位。

(2)完成一侧下牙槽神经及舌神经、颊长神经阻滞麻醉。

(3)基于下颌第一、二磨牙多为扁平的近、远中向两根，牙槽骨板均坚实、弹性小等解剖特点，操作要点是：①选用下颌第一、二磨牙专用钳；②将钳喙两喙尖端插入两根分叉处；③常规先摇松再拔除；④牙冠无法夹持或碎裂后可选用牛角钳。

9. 下颌第三磨牙拔除法示教

(1)准备好拔除下颌第三磨牙所需器械一套，调节病人椅位。

(2)完成一侧下牙槽神经、舌神经及颊长神经阻滞麻醉。

(3)基于下颌第三磨牙变异大，牙根形态不一，颊侧骨板厚及与下颌管邻近等解剖特点，操作要点是：①选用下颌第三磨牙专用拔牙钳或"万用钳"；②先挺松后拔除；③控制拔除力量，避免损伤对颌牙。

10. 残根或断根拔除法示教

(1)准备根挺和上、下残根钳和(或)三角挺和(或)根尖挺等器械。

(2)根据残根或断根的位置调节椅位。

(3)示教拔除残根或断根器械的使用和实际操作。

11. 根据老师示教的方法和要点,在仿头模上进行以上的各类普通牙拔除。

【评定】

评定学生对各类普通牙拔除术操作和操作要点的掌握程度。

牙拔除术掌握程度评分

内容	分值	得分
器械准备	1	
调节椅位和灯光	1	
麻醉	1	
分离牙龈	1	
安放牙挺和牙钳	1	
牙挺和牙钳的操作	1	
拔牙后检查 (牙根完整、牙龈情况和牙槽窝)	1	
搔刮牙槽窝	1	
缩小牙槽窝	0.5	
放置纱布或面卷	0.5	
拔牙后注意事项	0.5	
写病卡、签名及交代复诊事项	0.5	

学生姓名:　　　　评分:

班级:　　　　教师签名:

日期:

实训七　下颌阻生第三磨牙拔除术

【目的和要求】

1. 学会下颌阻生第三磨牙的切开拔牙的切口设计。

2. 能根据不同情况设计去骨方法、劈开或分割阻生牙及拔除的方法。

3. 能说出手术中和手术后的注意事项。

【实训内容】

选择近中斜位、水平及垂直阻生的阻生牙,依次示教拔牙方法。

【实训器材】

常规拔牙手术器械及口内外消毒铺巾用品，尖刀、刀柄、骨膜剥离器、骨凿和（或）高速涡轮机、劈凿、缝合器械、剪刀等。

【方法和步骤】

1. 拔除术前准备工作

（1）经病史询问及局部检查确定适应证后，常规应摄 X 射线片，必要时拍下颌骨全景片。

（2）结合临床及 X 射线片所见，分析阻生牙的阻生类型、牙根数目、弯曲结构，与下颌骨的关系，邻牙状况及拔除阻力。

（3）根据分析结果，拟定手术方案（切口设计、方法、去骨量和估计牙脱位方向）。

（4）依据手术方案，准备一套拔除阻生牙的器械，重点选择合适的牙挺、骨凿和（或）高速涡轮钻。

（5）除向病人作一般解释外，应根据病牙状况，重点交代手术时间、创伤程度、手术反应及术中、术后可能出现的并发症，以便取得病人的理解与配合。

（6）调节病人椅位。

（7）口腔消毒液含漱后，用碘伏作口内外局部消毒。

（8）铺无菌消毒巾，调节好灯光照明。

2. 拔除步骤及方法

（1）麻醉：采用一侧下牙槽神经、舌神经及颊长神经阻滞麻醉法。

（2）切开翻瓣：用 11 号手术刀切开并用骨膜剥离器掀起软组织瓣，显露术野。

（3）去骨：通过骨凿和（或）高速涡轮钻的应用，去除冠周足够骨质，显露牙冠最大周径。根据阻生类型，选择劈开或分割方法。

（4）拔牙：挺出和（或）拔除阻生牙或被分割开的牙碎片。拔除后应仔细检查牙根是否完整，避免残留牙根或牙片于牙槽窝内。

（5）处理拔牙创：刮爬牙槽窝，清除残留碎骨或炎性组织或残余囊肿，并缩小拔牙创。

（6）缝合切开的龈瓣并局部垫无菌纱布或棉卷压迫止血。

（7）交代术后注意事项，对创伤较大，时间较久的拔牙术创，应在术后立即给予冷敷，并给予抗菌消炎、消肿、止痛等药物。

【评定】

评定学生对下颌阻生第三磨牙拔除术有关知识的了解。

下颌阻生智齿拔除术评分

内容	分值	得分
下颌阻生第三磨牙阻力分析	2	
手术方案	2	
标准的手术步骤	2	

续表

内容	分值	得分
常用的方法	2	
劈开阻生牙时,凿位置方向	2	

学生姓名：　　　　评分：

班级：　　　　教师签名：

日期：

实训八　牙种植外科手术示教

【目的和要求】

1. 能区分不同类别的牙种植体。

2. 能说出牙种植术的基本步骤。

【实训内容】

1. 讲解牙种植体分类。

2. 讲解牙种植外科的应用解剖。

3. 在教师的指导下,观看牙种植术的录像或种植手术。

【实训器材】

1. 幻灯、录像及图片。

2. 牙种植手术的模型。

【方法与步骤】

1. 学生分组,在教师的指导下观察牙种植外科的物品与器械、牙种植体。

骨内种植体:①螺旋形种植体;②柱状种植体;③叶状种植体;④锚状种植体;⑤穿下颌种植体;⑥下颌支架种植体。

2. 在老师指导下认识牙种植外科器械。

(1)牙种植机。

(2)牙种植工具。

3. 在教师指导下,观看口腔种植手术录像或手术的全过程。

【评定】

评定学生对种植术有关知识的了解。

牙种植术评分

内容	分值	得分
简述种植体分类	2	
简述种植术的基本步骤	6	
简述种植成功标志	2	

学生姓名：　　　　评分：
班级：　　　　教师签名：
日期：

实训九　牙槽外科手术示教

【目的和要求】

1. 懂得牙槽骨修整术的目的。

2. 能正确说出手术步骤。

【实训内容】

1. 牙槽骨修整术的适应证。

2. 手术步骤。

【实训器材】

口镜、镊子、口内外消毒用品、消毒巾、麻药及注射用品、手术刀及柄、骨膜剥离器、咬骨钳、骨凿、骨锉、手术剪、止血钳、缝合器具、纱布若干。

【方法与步骤】

1. 术前准备

(1) 学习牙槽骨修整术的适应证。

(2) 根据牙槽骨隆突畸形的部位、大小及形态，准备相应的手术器械，重点选择合适的骨凿、骨锉及咬骨钳。

(3) 当修整范围较大时，应向病人解释手术的创伤程度及术后可能的反应及并发症。

(4) 椅位调节。

(5) 口腔消毒液含漱后，作口内外局部消毒。

(6) 铺无菌消毒巾及调节好灯光照明。

2. 手术步骤及方法

(1) 麻醉：多采用局部黏膜下浸润麻醉，必要时可用阻滞麻醉法。

(2) 切口：根据牙槽骨畸形部位、大小及类型选择弧形、“L”形或梯形切口，蒂在牙槽底部。

(3) 翻瓣：翻起黏膜瓣时应仔细、轻柔，显露骨尖或骨突及周围少许骨面即可，切勿越过唇颊沟，避免术后广泛血肿及水肿。

(4)去骨：用咬骨钳或骨凿去骨。注意骨凿斜面应贴骨面，逐量去骨，避免去骨过多或造成新的骨尖畸形。

(5)修整缝合：锉平骨面，冲洗清除骨屑，黏膜瓣复位后用手指触摸检查，发现骨尖即可锉平。黏膜瓣过多时应作黏膜瓣切缘修剪，最后间断或连续缝合创口。

(6)置无菌纱布于手术区，轻咬加压止血。

(7)嘱术后注意事项，对手术创伤广泛者宜立即给予冷敷，术后酌情给予抗菌消炎、消肿及止痛药物。

【评定】

评定学生对牙槽修整术有关事项的熟悉程度。

牙槽嵴修整术评分

内容	分值	得分
适应证	2	
手术步骤	3	
切口类型，蒂的位置	2	
切口注意事项	1	
去骨注意事项	2	

学生姓名：　　　　评分：

班级：　　　　教师签名：

日期：

实训十　急性下颌智齿冠周炎病例诊治及口内脓肿切开引流术

【目的和要求】

1. 学会急性下颌智齿冠周炎的病因、临床特点、诊断及治疗方法。

2. 能说出口内脓肿的诊断方法和口内切开引流术的操作步骤。

【实训内容】

1. 急性下颌智齿冠周炎病例诊治示教。

2. 口内脓肿切开引流术示教。

【实训器材】

消毒盘、口镜、镊子、5 mL 注射针筒、冲洗针头、生理盐水、3% 过氧化氢、1 ∶ 5 000 高锰酸钾、2% 碘酒、碘甘油或碘酊、11 号尖刀、刀柄、口内外消毒用具、表面麻醉药物、血管钳、碘仿纱条。

【方法与步骤】

1. 急性下颌智齿冠周炎病例诊治示教

(1)询问病史　病员就诊的主要原因、有无诱发因素、主要症状、演变过程、伴随症状、诊疗经过等。

(2)体格检查　检查通常以颌面部为主。

1)口外检查:①面部是否对称;②有无肿胀、压痛(若有则记录其部位及范围),有无波动感,并酌情行穿刺检查;③表面皮肤有无充血,皮温有无升高;④头颈部淋巴结有无肿大,并检查其大小、质地、活动度、压痛情况等。

2)口内检查:①记录张口度;②下颌智齿萌出情况及排列方向,智齿和邻牙有无龋坏,冠周软组织及牙龈肿胀、充血及糜烂程度,局部压痛,龈袋有无溢脓;③X 射线检查可了解阻生牙的萌出方向、位置、牙根形态、牙周和颌骨情况,有助于了解病情和制定拔牙方案。另外,还可了解下颌第二磨牙颈部有无龋坏及决定该牙是否可保留。

(3)诊断　根据病史、症状、体检及辅助检查,正确诊断冠周炎及其并发症。并根据病例分析下颌智齿冠周炎的扩散途径。

(4)治疗。

1)全身药物治疗:根据局部炎症程度(是否伴有骨髓炎和间隙感染)及全身情况(体温及血常规检查等情况),选择抗生素种类及其配伍和全身支持治疗,或口服或肌注或静脉滴注。

2)局部治疗:①保持口腔清洁,可用含漱剂或温热生理盐水,每日进食前后含漱;②龈袋冲洗上药,用生理盐水、3% 过氧化氢溶液,局部冲洗将龈瓣间隙内的食物残渣及细菌冲洗干净,冲洗时用弯形平头针,将针头插入龈瓣的间隙内缓慢冲洗,用棉球蘸干患部,局部置棉球或纱布隔湿,用镊子将碘甘油或 2% 碘酒或碘酚渗入龈瓣内,溢出部分用棉球擦干,以免灼伤黏膜,嘱病员 15 min 内勿漱口,以免局部药物浓度下降;③如龈瓣已形成脓肿,应及时行切开引流;④若伴有间隙感染和(或)骨髓炎,需进行相应治疗。

2. 口内切开引流术示教(以牙槽脓肿为例)

(1)切开引流术前准备工作与拔牙术前准备基本相同。

(2)口内切开引流术操作步骤

1)打开灯光。

2)用镊子先自口内病灶区消毒三次,再用酒精棉球口外消毒三次,将镊子弃置于器械盘外,戴好手套。

3)以干纱布擦干麻醉区,用中药麻醉剂或 2% 利多卡因或 2% 地卡因局部涂布 1 min 左右。

4)在脓肿最低处和(或)最彭隆处,用 11 号尖刀片切开脓肿区黏膜(黏膜下脓肿)或黏骨膜(骨膜下脓肿),用血管钳探入脓腔,扩大引流口以利于引流。要求动作准确、迅速、轻柔。

5)脓液引流后,向脓腔内置入碘仿纱条引流,留置引流条末端约 0.5 cm 长在引流口外。要求将引流条一次置入脓腔底部,切忌反复塞入,以免堵塞引流口,致引流不畅。引流条通常每日或隔日更换，直至肿胀消退、无脓液渗出为止。

6）嘱咐病人术后注意事项。

【评定】

评定学生对急性下颌智齿冠周炎的诊治及口内脓肿切开引流术相关知识的掌握程度。

简述急性下颌智齿冠周炎病例诊治及口内脓肿切开引流术评分

内容	分值	得分
口外检查要点	2	
口内检查要点	2	
急性下颌智齿冠周炎扩散途径	3	
局部治疗有哪几方面	2	
口内引流条的选择和放置	1	

学生姓名：　　　　评分：

班级：　　　　教师签名：

日期：

实训十一　颌面部间隙感染病例诊治及脓肿口外切开引流术

【目的和要求】

1. 学会颌面部间隙感染的病史、临床表现。

2. 能进行颌面部间隙感染的诊断及鉴别诊断。

3. 能说出治疗原则。

【实训内容】

1. 颌面部间隙感染的病史采集、检查、读片方法及治疗原则。

2. 复习口腔颌面部感染手术治疗的目的、切开引流的目的、切开引流的指征和切开引流的要求。

3. 颌面部脓肿的诊断方法及口外切开引流术示教。

【实训器材】

消毒盘、口镜、镊子、5 mL 注射针筒、冲洗针头、生理盐水、3% 过氧化氢溶液、1∶5 000高锰酸钾、2% 碘酒、碘甘油或碘酊、11 号尖刀、刀柄、口内外消毒用具、血管钳、橡皮引流条。

【方法与步骤】

1. 颌面部间隙感染的病史采集、检查、读片方法及治疗。

（1）病史采集要点

1）主诉要点　局部红、肿、热、痛、牙关紧闭、发热、寒战、呼吸、吞咽困难等，及其发病时间。

2）病史　疾病发生的时间及其经过，病程系缓慢进行或急剧发展，注意发病原因（牙源性、血源性、腺源性等），如发病之前有无牙痛、上呼吸道感染、外伤等。发病以后有无发热、寒战、局部肿痛、张口受限、口底抬高、吞咽及语言障碍、呼吸困难等症状，以及这些症状的部位、程度及性质，并分析目前病人的主要症状及健康状态。曾进行过何种治疗，效果如何。

3）既往史　过去是否曾患感染性疾病，有无牙痛、龋病、残根、牙周病、智齿冠周炎、扁桃体炎、上呼吸道感染、颌骨骨髓炎、淋巴结炎等病史；有无外伤史。

（2）检查要点

1）全身状况　体温、脉搏、呼吸、血压、营养发育、神志、面容，有无中毒、脱水、贫血、昏迷及严重呼吸障碍的现象。

2）一般检查　全身皮肤状态有无感染灶、出血点、脱水等。必要时作心、肺、肝、脾等内脏器官及神经系统的检查。

3）局部检查　口腔颌面部的系统检查。明确肿胀所在的解剖部位及其范围，检查肿胀部位的皮肤色泽及弹性、有无浸润、有无凹陷性水肿、有无压痛点及波动感、有无口腔及颌骨的功能障碍，咬合关系、张口度及颞下颌关节运动的状态。

4）实验室检查　血液，如血红蛋白、粒细胞计数、细菌培养等。尿液常规检查及镜检所见，如红细胞、脓细胞、管型等。脓液、脓肿穿刺液或分泌物检查，如涂片镜检、细菌培养、细菌鉴定及其对各种抗生素的敏感度。

（3）X 射线读片　了解是否伴有骨质破坏，是否合并骨髓炎。读片时，应注意骨质有无炎症改变，如骨质脱钙、破坏、死骨形成、病理骨折、病变所在的部位及范围等。

（4）诊断　结合以上收集的资料，首先分析感染的来源是牙源性或血源性或腺源性等，然后根据局部检查的结果，结合筋膜间隙的应用解剖，以确定间隙感染所在部位，是单个间隙感染或是多个间隙感染。

如果考虑到全身其他脏器已发生并发症，如肺炎、毒血症、脑脓肿、化脓性脑膜、海绵窦血栓等，应提出相应的诊断依据。

（5）治疗　制订治疗计划必须考虑到全身情况，若欠佳，应及时予全身支持治疗，如营养、输液、药物等。在局部治疗中，判断有否切开引流手术指征，在颌面部深层间隙感染中，单纯依赖脓肿波动感检查来决定是否进行切开引流是不准确的，还应从患者体温、粒细胞计数、局部肿胀的程度及时间、触痛点、凹陷性水肿、穿刺是否有脓、口底咽喉压迫程度及中毒状况等多种因素来考虑。不同的间隙感染，需不同的手术切口，应考虑是从口内还是从口外引流；是作单一切口，还是多个切口。除注重引流的彻底性外，还应重视面部的重要解剖结构（如神经、血管、唾液腺等）和美观（按皮纹和自然沟纹作切口）。

（6）讨论　联系实际病例分析病因、临床症状、诊断、鉴别诊断、治疗方法。

2. 复习口腔颌面部感染手术治疗的目的、切开引流的目的、切开引流的指征和切开引流的要求。

3. 口外切开引流术示教

(1)口外切开引流术前准备:与拔牙术前准备基本相同。

(2)口外切开引流手术步骤

1)打开灯光。

2)自切口区由内向外消毒3次,将镊子弃置于器械盘外,戴手套。

3)2%利多卡因局部浸润麻醉。

4)用11号刀片切开脓肿区皮肤及皮下组织,长度以充分达到引流目的又不超过脓肿边缘为好。切口部位应选择在脓肿最低隐蔽处,与皮纹相一致,避免损伤重要的血管神经。

5)用血管钳钝性分离至脓腔,充分引流,引流的脓液应做细菌培养及药敏试验。

6)脓液引流后,置橡皮引流条,敷料覆盖创面。要求将引流条一次置入脓腔底部,不宜填塞过紧,不要折叠,保持伸展。敷料应根据脓液的量来定,以脓液不能渗透表层敷料为好。

7)嘱咐病人术后注意事项。

【评定】

评定学生对口外脓肿切开引流术有关事项的了解。

颌面部间隙感染评分

内容	分值	得分
主诉	1	
现病史(含有意义的既往史)	2	
检查(含有意义的实验室检查和影像学检查)	2	
诊断	2	
治疗方案	1	
切开引流的目的	2	

学生姓名:　　　　评分:
班级:　　　　　　教师签名:
日期:

实训十二　牙及牙槽骨损伤的诊断和处理

【目的和要求】

1. 能正确描述牙损伤后松动、脱位及牙槽骨骨折的 X 射线表现,并作出正确的诊断。

2. 知道处理原则并能独自进行固定操作。

【实训内容】

1. 牙及牙槽骨损伤的检查方法及其 X 射线表现。

2. 学习牙及牙槽骨损伤后的结扎方法。

【实训器材】

头颅标本、典型牙及牙槽骨损伤的 X 射线片，结扎丝、牙弓夹板、持针器、钢丝剪、牙颌模型。

【方法与步骤】

1. 复习牙及牙槽骨损伤的情况，如牙脱位、牙槽骨骨折等。并复习离体牙的处理原则，脱位牙及牙槽骨骨折后的复位固定方法及其适应证。

2. 读片：牙脱位及牙槽骨骨折的 X 射线片。

3. 在牙颌模型上进行各种结扎法

(1)金属丝结扎法　用一根长结扎丝围绕损伤牙及其两侧 2 ~ 3 个健康牙的唇(颊)舌侧，作一总的环绕结扎；再用短的结扎丝在每个牙间作补充垂直向结扎，使长结扎丝圈收紧。

(2)"8"字结扎法　用一根长结扎丝一折二后，一根由唇(颊)侧穿过牙间隙，围绕损伤牙舌侧自另一侧牙间隙穿出；另一根围绕损伤牙唇侧后穿入牙间隙，围绕邻牙舌侧后自牙间隙穿出，最后将二结扎丝扎紧。

(3)牙弓夹板固定法　先将脱位的牙或牙槽骨复位后，再将牙弓夹板弯成与局部牙弓一致的弧度，与每个牙相紧贴，夹板的长度应为脱位牙或牙槽骨加上相邻两侧至少两个牙以上的长度，然后用 0.25 ~ 0.5 mm 的不锈钢丝结扎，将每个牙与夹板固定在一起，先结扎健康牙，后结扎脱位牙，所有结扎丝的头，在扭紧后剪短，并推压至牙间隙处，以免刺激口腔黏膜。

【评定】

评定学生对 3 种常用的结扎方式的熟悉程度。

常用结扎方法熟悉程度评分

内容	分值	得分
金属丝结扎法	3	
"8"字结扎法	3	
牙弓夹板结扎法	4	

学生姓名：　　　　评分：

班级：　　　　　　教师签名：

日期：

实训十三　颌骨骨折诊断及处理

【目的和要求】

1. 能正确描述上下颌骨、颧骨、颧弓等骨折的 X 射线表现。

2. 能进行颌间牵引固定。

【实训内容】

1. 读 X 射线片。

2. 将牙弓夹板拴在全口牙模型上，结扎和橡皮圈牵引。

【实训器材】

头颅标本、典型的上下颌骨骨折片，结扎丝、成品牙弓夹板、持针器、钢丝剪、牙颌模型、橡皮圈。

【方法与步骤】

1. X 射线片读片　华特氏位、上下颌骨正侧位片、全景片、颧弓切线位片，讲授正确的读片方法。骨折种类：上颌骨 Lefort Ⅰ、Ⅱ、Ⅲ型骨折；下颌骨正中线、颏孔、下颌角、髁突颈部骨折；颧骨、颧弓骨折。

2. 牙弓夹板的外形弯制、结扎和橡皮圈牵引

(1)沿石膏模型的牙弓外形弯制夹板　将上颌夹板挂钩向上安放于上颌牙弓于颊侧牙颈部，并使挂钩与牙长轴成 35°～45°，挂钩的末端离开牙龈 2～3 mm，以免挂上橡皮圈时压伤牙龈。使夹板与每个牙至少有一点接触。由|7 之腭面正中牙颈部开始直到7| 之腭面正中为止。同样方法作好下颌夹板，但必须挂钩向下。

(2)栓结夹板　将细钢丝由每个牙齿的近远中牙间隙处从唇侧向颊侧穿出，注意穿过牙龈时勿刺破牙龈乳突或牙龈，尽量拉紧钢丝，穿好所有需要结扎的牙齿，将每个牙的金属丝的两股向铝丝夹板的上下分开，并依次将每个结扎丝扭紧。在扭紧钢丝时，应顺时针方向扭转，扭时稍加拉力，使扭结均匀而紧密，剪断多余之钢丝留下 2 mm 末端，并推压至牙间隙处，以免损伤口腔黏膜。

(3)安置橡皮圈　将上下颌模型合拢，用内径 4～6 mm，厚度 1.5～2 mm 的橡皮圈(可用输液管剪成)，于适当的方向，连上下颌夹板的挂钩，使其产生与骨折错位方向相反的牵引力。

【评定】

评定学生结扎和橡皮圈牵引的结果。

牙弓夹板外形弯制和橡皮圈牵引结果评分

内容	分值	得分
外形弯制	0.5	
夹板结扎	0.5	

续表

内容	分值	得分
挂钩的方向	1	
夹板的长度	1	
结扎位置和整体外形	2	
结扎牢固程度	3	
垂直结扎丝的断端处理	1	
安放橡皮圈的方向和牵引力量	1	

学生姓名：　　　　评分：
班级：　　　　教师签名：
日期：

实训十四　口腔颌面部肿瘤

【目的和要求】

1. 能进行口颌颈部肿物的检查和淋巴结检查。

2. 能正确描述不同性质肿瘤的 X 射线表现、活组织检查。

3. 能书写专科病历。

【实训内容】

1. 复习淋巴结检查方法。

2. 活组织检查方法。

3. 以良性肿瘤为例写一份专科病历。

【实训器材】

专科病史，典型的良、恶性肿瘤病例（含舌癌病例）。需活组织检查的病例一名，及其相应的手术器械，直尺、口镜、镊子、橡皮指套或手套。

【方法与步骤】

1. 专科（门诊）病史的写法及要求

（1）主诉：见本章实训二。

（2）病史：见本章实训二。

（3）检查：以口腔颌面部检查为主，如有全身性疾病时应作必要的体检，如心脏听诊、测量血压等。专科检查先口外再口内。

1）口外检查内容：面部对称情况，如肿瘤累及面部，则应记录周界、直径大小（cm）、色泽、性质活动度以及是否有功能障碍（包括感觉及运动）。淋巴结有无肿大，如肿大应记录部位、数目、性质、活动度及有无压痛等（检查方法见本章实训一）。另外如有颞下颌关节、唾液腺等疾病应作相应的检查。

2）口内检查内容：张口度、病变部位、周界、大小、性质等，溃疡者应注意深部浸润块的大小及活动度。对于黏膜、牙列以及牙体、牙周情况亦应记录。

(4)记录特殊检查的结果。

(5)诊断：根据病史及检查分析结果作出诊断，包括肿瘤部位、良恶性、组织来源。如暂时不能诊断者，可作出“初步印象”。

(6)处理：治疗计划或进一步检查意见。

(7)签名：医师签名；实习医师应有上级医师签名。

2. 复习淋巴结检查方法，见本章实训一。

3. 活组织检查（穿吸或切取）：穿吸活检适用于肿瘤深在表浅组织完整者；切取活检适用于肿瘤表浅有溃疡者。

1）体位：患者一般取坐位或半卧位，术者佩戴帽子、口罩，戴无菌手套。

2）常规先口内后口外消毒、铺巾，注意病灶区消毒不宜使用有色消毒液。

3）麻醉：可采用表面涂敷麻醉或神经干阻滞麻醉，避免使用局部浸润麻醉（后者可能挤压肿瘤组织，易致转移或组织变形）。

4）无论穿吸或切取都应注意手法轻柔，尽量减少对肿瘤组织的刺激。

5）穿吸过程中始终保持穿刺针筒内负压，并作多方向穿吸，穿吸物应注射于滤纸上，立即送病理科进行细胞学或组织学检查。

6）切取物应包括周围正常组织及肿瘤组织，切取应在溃疡边缘进行，不可从溃疡中心切取，以免无法作出病理诊断。术中注意使用新刀片，避免钳夹。

7）术后伤口可用纱条轻轻压迫 10 ~ 15 min 以防出血，如无效者可缝合 1 ~ 2 针，5 ~ 7 d 后拆线。

8）注意事项：①术区消毒应用无色液体；②术中应动作轻柔，减少对肿瘤的刺激；③切取标本不可挤压、钳夹，以免影响诊断。

4. 以良性肿瘤为例写一份病历。

【评定】

评定学生完成的良性肿瘤病历。

良性肿瘤病历评分

内容	分值	得分
主诉	1	
现病史（含有意义的既往史）	2	
专科检查	1	
口内检查	1	
诊断	1	
治疗计划	1	
穿吸活检适应证	0.5	

续表

内容	分值	得分
切取活检适应证	0.5	
切取活检的要求	2	

学生姓名：　　评分：
班级：　　教师签名：
日期：

实训十五　唾液腺疾病

【目的和要求】

1. 学会正常唾液腺及唾液腺常见疾病的影像学表现。

2. 能进行唾液腺检查及病历书写。

【实训内容】

1. 示教病例，包括问诊、专科检查。同学互相检查专科情况。

2. 示教阅读各种唾液腺常见疾病影像学表现。

3. 示教专科病历。

【实训器材】

口镜、指套或手套、正常及各种常见唾液腺疾病的影像学图片、专科病历。

【方法与步骤】

1. 唾液腺疾病问诊、专科检查、读片示教，相互体检

(1)问病史。

(2)一般检查：①望诊，观察正常涎腺的形态和大小，腮腺、下颌下腺导管口的位置和分泌物的特征；②触诊。

(3)分泌功能检查。

(4)复习唾液腺影像学读片：①下颌咬合片观察颌下腺导管结石；②正常腮腺造影正侧位片；③腮腺炎、舍格伦综合征、良恶性肿瘤的腮腺造影特点；④正常腮腺的 CT 影像；⑤腮腺肿瘤的 CT 影像特点。

2. 腮腺疾病的病史采集和临床检查

(1)询问病史。

(2)专科检查：阳性体征及有鉴别意义的阴性体征。

【评定】

评定学生完成的腮腺疾病的专科病历。

唾液腺疾病专科病历评分

内容	分值	得分
主诉	1	
现病史	2	
专科检查	3	
特殊检查	1	
诊断	1	
治疗计划	2	

学生姓名： 评分：

班级： 教师签名：

日期：

实训十六 颞下颌关节疾病

【目的和要求】

1. 能进行专科病史采集、检查及病历书写。

2. 能描述正常及各种常见疾病的影像学表现。

【实训内容】

1. 示教颞下颌关节专科病例，包括问诊、专科检查。同学互相检查专科情况。

2. 示教阅读各种用于颞下颌关节疾病诊断的常见影像学图片的正确方法及常见病的影像学特点。

3. 示教专科病历书写。

【实训器材】

口镜、镊子、指套或手套、直尺、各种常见关节疾病的影像或图片、专科病历。

【方法与步骤】

1. 颞下颌关节疾病问诊及专科检查方法示教，同学相互检查。

(1)问病史。

(2)检查内容：①关节；②关节周围肌、骨；③殆。

(3)关节检查，包括关节区、张力或压痛点、运动度、关节杂音。

1)关节区张力或压痛点：双侧关节同时进行，通过触诊外耳道前壁、关节盘后区、关节髁突外侧，评判闭口时的关节区张力或压痛点。外耳道前壁触诊可用小指，关节髁突外侧可用中指或示指。如关节盘移位患者，可有关节盘后区及关节髁突外侧压痛；骨关节病可有髁突、关节结节区压痛；化脓性关节炎各区均有压痛。

2)关节运动度:垂直中切牙张口度、侧方运动度、关节髁突运动度及运动轨迹。其中,垂直中切牙张口度及侧方运动度均以上下中切牙中线及切缘为参照进行测量;关节髁突运动度以触诊髁突外侧作出初步判断;运动轨迹通过观察张闭口运动时的下切牙中线轨迹进行评判。

3)杂音:杂音分弹响、磨擦音及破碎音,可由触诊关节外侧判断。

弹响分张闭口初、中、末期,通常由关节盘突发性地撞击关节结节及髁突而引起,常发生于可复性盘移位患者。

磨擦音由骨面与骨面的直接接触或粗糙的关节面之间的接触而产生,常见于关节盘穿孔时的髁突与关节结节直接接触或较严重的骨关节病中。

破碎音由关节盘破裂或软骨性游离体互相撞击和挤压时产生。

(4)肌、骨

1)对称性:上、下颌骨左右对称性,结合咀嚼或其他习惯进行评判。

2)肌张力:肌张力高低,肌痉挛及肌震颤等情况。

3)压痛点。

(5)殆

1)排除牙源性疾病所引起的疼痛。

2)殆分类:Angle 分类、缺牙情况、错位牙、殆面磨耗情况等。

2. 复习颞下颌关节影像学种类及读片方法。

3. 病例示教

(1)关节紊乱病(可复或不可复盘移位)。

(2)颞下颌关节强直(真性关节强直)。

(3)同学互相模拟脱位的手法复位方法。

【评定】

评定学生完成的颞下颌关节专科病历。

颞下颌关节专科病历书写评分

内容	分值	得分
主诉	1	
现病史	2	
专科检查	3	
特殊检查	1	
诊断	1	
治疗计划	2	

学生姓名:　　　　评分:

班级:　　　　　　教师签名:

日期:

实训十七　神经疾患

【目的和要求】

能进行专科病史采集、检查及病史书写。

【实训内容】

1. 示教三叉神经痛专科病例，包括问诊、专科检查。同学互相检查专科情况。

2. 示教周围性面瘫的典型病例。

3. 示教三叉神经痛专科病历。

【实训器材】

颌面部三叉神经及面神经分布挂图或标本、口镜、手套或指套、棉签等。

【方法与步骤】

1. 复习三叉神经及面神经分布。

2. 典型原发性三叉神经痛病例示教

(1)详细询问病史：①起病时间；②初发时的症状，包括发作时间的长短，每次发作间隔时间，疼痛的程度，扳机点的位置，在什么情况下可诱发疼痛发作等；③曾用什么方法治疗，包括药物治疗、封闭治疗、手术治疗等，经治疗后效果如何，有什么不良反应或并发症。

(2)专科检查

1)疼痛的区域(三叉神经痛Ⅰ/Ⅱ/Ⅲ)。

2)扳机点的位置：用揉诊、拂诊、触诊、压诊方法检查。

3)疼痛发作时的临床表现，包括各种动作。

4)疼痛发作时是否伴有面肌抽搐(痛性痉挛)。

5)三叉神经功能检查：三叉神经痛缓解后检查面部感觉、腭反射、角膜反射、咀嚼肌功能。

(3)诊断与鉴别诊断。

(4)治疗：①介绍药物治疗，尤其是卡马西平的药理性质、用法及其不良反应；②封闭治疗的方法及药物(包括硫酸镁、无水酒精及无水甘油)；③手术治疗有神经撕脱、病灶清除术和颅内手术等；④射频温控热凝治疗，介绍原理、治疗特点、治疗过程中可能出现的并发症。

对每一类治疗方法进行疗效及其适应证评估。

(5)示教封闭治疗：其过程与局部麻醉类似。

3. 周围性面瘫的典型病例示教

(1)详细询问病史

1)发病前是否有风寒史、病毒感染史、外伤史或中风史。

2)发病后的治疗情况包括药物及理疗等。

3)治疗后的效果如何。

(2)临床表现

1)静态时的睑裂大小(与正常侧对比)、鼻唇沟丰满度和口角下垂程度。

2)动态时额纹存在与否、眼睑闭合程度、鼓腮或吹口哨是否漏气。

3)舌味觉及运动度检查。

4)听力检查。

5)泪腺分泌检查。

(3)诊断与鉴别诊断:对面神经损害的部位进行定位,着重指出周围性与中枢性面瘫临床表现不同点及其重要意义。

(4)简述面瘫的治疗方法,尤其是急性期、恢复期的治疗应以药物、理疗为主;同时对可能的病因进行治疗。简单介绍陈旧性面瘫的治疗方法及目前存在的问题。

【评定】

评定学生完成的三叉神经痛病历。

三叉神经痛专科病历评分

内容	分值	得分
主诉	1	
现病史	2	
专科检查	3	
特殊检查	1	
诊断	1	
治疗计划	2	

学生姓名:　　　　评分:

班级:　　　　教师签名:

日期:

实训十八　先天性唇腭裂

【目的和要求】

1. 能进行专科病史采集、检查及病历书写。

2. 能描述各种常见疾病的影像学表现。

【实训内容】

1. 示教唇腭裂专科病例,包括问诊、专科检查。

2. 示教阅读各种唇腭裂的影像学图片。

3. 示教专科病历。

【实训器材】

口镜、压舌板、电筒、专科病历。

【方法与步骤】

1. 唇腭裂病人的病史采集和临床检查

(1)问病史:主诉;现病史,了解是否伴发其他疾病和其他畸形;既往史,是否经过治疗,以及具体方法和效果。

(2)临床检查

1)口外检查　唇裂的类型(是否伴有隐裂);裂隙的宽度;鼻翼及鼻小柱的畸形;颌面部是否伴有其他畸形;面部皮肤是否有湿疹等疾病。

2)口内检查　腭裂、牙槽裂的类型;裂隙的宽度;牙列及咬合情况;扁桃体是否肿大、充血;口腔黏膜是否正常及口腔内其他疾病和畸形。

3)全身检查　有无伴发全身其他部位畸形。

2. 结合病例,简述治疗原则和方法

(1)复习手术的目的和手术年龄。

(2)复习常用唇裂手术方法的定点设计。

(3)简述手术的操作过程。

3. 示教各种类型唇裂及腭裂的图片,示教腭裂伴颌骨畸形、牙槽裂的图片及X光片。

【评定】

评定学生完成的唇腭裂专科病历。

先天性唇裂专科病历评分

内容	分值	得分
主诉	1	
现病史	2	
专科检查	3	
特殊检查	1	
诊断	1	
治疗计划	2	

学生姓名:　　　　评分:

班级:　　　　教师签名:

日期:

实训十九　介绍口腔颌面外科门诊和病房组成及工作概况

【目的和要求】

能描述口腔颌面外科门诊和病房的组成及主要工作内容。

【实训内容】

口腔颌面外科门诊和病房的各环节的组成及主要工作与职能。

【实训器材】

门诊及病房的设施及用品等。

【方法与步骤】

1. 门诊通常由初复诊室、拔牙及小手术室、门诊手术室、专科及专家门诊室、示教室、更衣室等组成。

(1)介绍门诊的诊疗常规及职能,包括初复诊病人问诊、检查、诊断、处理意见、门诊病史书写及处理实施的常规程序。

(2)诊断桌:有治疗盘,常用的几种外用药,各种化验和影像学检查申请单、处方及其他单据。

(3)介绍各种敷料及器械的存放位置及其消毒方法和保养。

(4)手术椅及口腔颌面外科治疗椅的使用和调整方法。

(5)门诊常用洗手法:于开诊前用肥皂洗手及手臂,以后每次拔牙手术前再用肥皂洗手后浸入新洁尔灭溶液中片刻或戴无菌手套。由于各单位使用消毒剂不一致,可按本单位具体情况执行。

(6)麻药的准备。

(7)介绍常用急救药物及外用止血药。

(8)门诊手术室:门诊手术的范围及常用设备的介绍。

(9)急诊室及急诊范围介绍。

(10)住院处:凡病情较重或需做较大手术及一些必须在全麻下进行的小手术病人属住院治疗范围。流程是门诊开住院证明,再到住院处办理手续,然后才能住院。

2. 病房通常由医护办公室、换药室、病房、监护室和手术室等组成。

(1)介绍病房工作的常规流程:巡视病人、了解病情、换药、查看病历(包括生命体征记录、用药及化验单等)、交班、查房、手术、术后病情观察、记录、下班前再次巡视病人。若有新病人入院,则需当日完成问病史、书写大病史和首次病程录及开医嘱等工作。介绍病程录书写要求。

(2)交班制度:每天早晨由昨日值班医师交班,着重对已手术、当日准备手术病人及危重病人的情况进行描述,以随时掌握病人病情变化和确保得到及时的诊治。

(3)查房制度:旨在全面了解及分析病情,明确诊断,并制定检查内容和治疗方案。每天交班后,由主治医师或在其职称以上的医师负责,对大手术后病人及重危病人重点查房。住院医师及实习医师每日早晚各一次巡视病房,对重危病人应随时掌握其病情变化、记录病程并及时处理。在查房时由实习医师或住院医师汇报病史,并准备好必需的影像学图片及其他各项化验检查报告结果,并记录上级医师的各种意见。

(4)换药制度:介绍敷料、器械、药物的存放位置,介绍换药地点、换药时的无菌操作原则。

(5)监护制度:每天 24 h 对重危病人和大手术后病人包括生命体征在内的全身情况及局部手术区域情况的严密观察,一旦发现问题,可及时处理。

(6)会诊制度:凡医疗技术上有疑难问题或怀疑涉及有其他科情况的病例,就要及时会诊。会诊工作一般由主治医师执行。

(7)查对制度:在对病人作任何处理时,都必须反复查对,以防差错事故发生。

(8)手术制度:在手术前1 d要开出手术通知书,手术一般在上午开始。术前要充分准备,手术中要细致认真,手术后马上开出术后医嘱并密切观察,当日完成术后病程记录和手术记录。

(9)介绍医护双方互相配合、协同作用的重要意义。

(10)带领学生巡视病房,并选择典型病种作简介,使同学了解口腔颌面外科病房诊治工作的特点。

3. 消毒隔离制度和医疗保护制度

(1)消毒隔离制度:主要为了防止医院内外交叉感染,以保护病人、医护人员双方的健康。门诊与病房有具体的消毒隔离制度。医务人员在接触病人时,都必须穿工作服、戴帽子和口罩。凡接触病人的用品要清洁,有的需经消毒。

(2)医疗保护制度:医疗保护制度的主要目的在于建立各种条件,消除对病人的不良刺激,使其树立起正确对待疾病和增强其战胜疾病的信心,促使其与医护人员密切配合,从而争取疾病早日痊愈。主要措施:①使病人对医护人员充分信赖;②消除对病人的不良刺激;③保证充足的休息;④鼓励病人摄取足够的营养,为治疗做好充分的思想准备和具备良好的体质保证。

【评定】

评定学生对门诊和病房环节的初步认识。

评定学生对门诊及病房各环节认识情况评分

内容	分值	得分
简述门诊组成	2	
简述病房组成	2	
简述病房工作常规流程	2	
简述病房工作有哪些制度	2	
简述消毒隔离制度的目的	1	
简述医疗保护制度的主要措施	1	

学生姓名:　　　　评分:

班级:　　　　教师签名:

日期:

第八章　口腔正畸学

实训一　正畸病人的检查及病历书写

【目的和要求】

1. 学会口腔正畸病人的一般检查方法。

2. 了解特殊检查方法。

3. 学会书写病历。

【实训内容】

1. 示教正畸病人的一般临床检查方法及步骤。

2. 依据检查项目,学生相互检查,加深理解。

3. 学习阅读口腔各种 X 射线摄片。

4. 示教颜面及口腔照相技术。

5. 学习书写正畸专科病历。

【实训器材】

口腔正畸学教科书、器械盘、口镜、镊子、探针、直尺、钢笔、消毒棉球、正畸专科病历、各种正畸病人用 X 射线片等。

【方法与步骤】

错牙合畸形的检查重点放在检查牙、颌、面等组织的畸形表现等。

1. 一般情况

(1)姓名、性别、出生地、年龄、出生年月日、民族、籍贯、职业、通讯处、邮编、电话、门诊号、记存模型号、就诊日期等。

(2)主诉:病人就诊的主要目的和要求。

(3)既往史及现病史

1)幼年是否患过慢性疾病以至影响牙颌发育:如佝偻病、结核病、肾病、内分泌疾病等。同时询问哺乳方式、外伤、拔牙史等。

2)萌牙、替牙及龋齿情况:有无早萌、迟萌、乳牙龋坏早失等。

3)幼年时有无口腔不良习惯:诸如吮指、咬唇、咬指甲、吐舌、口呼吸等。

4)目前健康情况:患有哪些全身疾病、鼻咽部疾病等。

(4)家庭史:询问直系亲属的牙牙合情况,有无类似的畸形,以判定是否有遗传因素,询问母亲妊娠时的年龄、健康和营养状况、药物使用及外伤、临产情况等,以判断有否先天因素存在。

2. 全身情况

(1)精神状态:有无面色异常、精神不振、痴呆等。

(2)生长发育情况:身高、体重、毛发等有无异常。

(3)全身疾病:幼年时是否患过癫痫、风湿病、糖尿病、佝偻病及内分泌疾病等,现在情况如何?

(4)鼻咽部疾病:如鼻炎、鼻中隔偏曲、扁桃体肥大等。

3. 牙、颌、面的检查

(1)牙殆的发育阶段:乳牙殆、替牙殆、恒牙殆。

(2)后牙的咬合关系:主要记载覆盖关系(深覆盖、反殆及锁殆等)。

(3)牙和牙弓

1)个别牙错位:唇颊向、舌腭向、近中、远中、高位、低位、转位、易位、斜轴等。

2)牙的发育异常:牙的萌出、数目、形态、结构及乳恒牙替换等异常情况。

3)牙弓形态和排列异常情况:牙弓狭窄、腭盖高拱、牙列拥挤、牙间隙等。

4)上下牙弓关系异常:①近远中关系异常,如近中错殆、远中错殆、双牙弓前突等;②垂直关系异常,如深覆殆、开殆等;③水平关系异常,如后牙对殆、后牙反殆、后牙正反锁殆等。

(4)颌部软硬组织

1)上下颌形态、大小、位置:有无上颌前突或发育不足、下颌前突或后缩。

2)牙槽、基骨及腭盖情况:牙槽的突度、基骨的丰满度及腭盖的高度等。

3)唇舌系带:唇系带位置是否过低,舌系带是否过短等。舌体的大小、形态有无异常。

4)牙周情况:牙龈的色泽,有无充血、水肿和增生现象,口腔卫生状况等,指导正确的刷牙方式等。

5)吞咽、呼吸及发音功能是否正常。

6)其他:龋齿、唇腭裂、舌腭扁桃体等。

(5)面部

1)面部左右两侧对称情况:颏点有否偏斜、两侧上下颌骨、肌肉发育是否对称。

2)侧面轮廓协调情况。

3)唇的形态及功能情况:有无短缩、翻卷、开唇露齿等。

4)颞颌关节有无压痛、弹响及运动异常等。

5)面部有无外伤瘢痕:特别是颏部,因婴幼儿颏部外伤常可致下颌髁突发育异常而造成面部不对称畸形。

4. 特殊检查

(1)记存模型:是用于错殆畸形矫治前后对比牙殆情况、进行牙弓测量、牙排列实验等。

记存模型要准确而清晰,应包括牙齿、牙槽、移行皱襞、唇颊系带和腭盖等。

矫治前取记存模型是为了诊断和研究矫治设计，在矫治一个阶段后更改设计时，应再取一副阶段模型，矫治完成后应取完成记存模型，为的是观察以后有无复发倾向。

(2)照相分析：采用正畸专用相机，一般 35 mm 单反数码或者机械照相机。使用环形闪光灯较好。

1)正面相：显示面部高度，左右面部发育是否对称、面型以及其他的面部畸形。照正面相时，要求病人端坐，保持自然头位，正视前方，上下颌牙齿咬合于牙尖交错位，上下嘴唇自然闭合，最好请病人颜面保持微笑的姿态。

2)侧位相：头部成 90°侧位。它显示侧面突度、深度以及下颌的斜度、颏部的突度等。

3)口内相：显示牙的位置、牙体、牙周、牙弓形态及咬合情况。

口内正位片是为了观察前牙部的咬合状态，所以应注意，从下方投照时显示覆殆浅，从上方投照时显示覆殆深，所以最好是水平位置投照。

口内侧位相是为了观察牙列侧方的咬合关系，特别是第一恒磨牙的咬合关系，所以应让病人紧咬合，用口角牵拉钩尽量将口唇向后方牵引，使第一恒磨牙暴露，以尖牙为投照中心。

照口内牙列咬合片时，为了全面观察牙弓，应在最大开口位时进行。

(3)X 射线照相

1)牙片：显示多生牙、缺失牙、阻生牙、牙长轴、恒牙胚发育、牙根有否吸收、弯曲、牙根长度粗细、髓腔及牙体、牙周、根尖病变等情况。

2)咬合片：显示多生牙、埋伏牙的位置、牙根病变、腭裂间隙等。

3)颞下颌关节开闭口位片：检查髁状突及关节凹情况。

4)全颌曲面断层片：可全面观察全口牙、上下颌骨及髁状突的发育等情况。

5)手腕部 X 射线片：通过手腕部各骨的钙化程度，确定儿童生长发育情况，以了解儿童骨龄是否与年龄一致，判断患者生长发育期，并借以决定矫治最佳时期。

6)X 射线头影测量定位片：1931 年 Broadbent 首先使用头颅侧面定位 X 射线片进行 X 射线头影测量，并应用于口腔正畸。他通过所得影像，对牙、颌、颅面各标志点描绘出一定的线角进行测量分析，从而了解牙殆、颌、面软硬组织的结构及其相互关系，使对牙颌、颅面的检查、诊断，由表面形态深入内部骨骼结构中去。

7)头颅正位片：观察上下颌骨左右向的骨骼关系及判断面部的对称性。

8)头颅 CT 照片：观察埋伏牙的形状与位置。

5. 诊断

用红铅笔填写 Angle 分类法和毛氏分类法符号。初步分析出错殆的病因和机制。

附

口腔正畸科门诊病历

病历号__________记存号__________X 射线号__________面相号____________

就诊日期______年____月____日起______年____月____日止治疗时间________

姓名____________ 性别______ 婚姻____________出生地______________

民族______出生年月__________ 职业______联系人__________医生________

住址________________________药物过敏史____________电话____________

主诉：

病史：

全身疾患：

鼻咽部疾病：慢性扁桃体炎　慢性鼻炎

不良习惯：吮拇　咬唇（上　下）咬物　吐舌　伸舌　舔牙　口呼吸

偏侧咀嚼　吮颊　前伸下颌　不良习惯起止时间

乳牙情况：早失__________ 滞留__________ 龋齿__________

恒牙情况：早失__________ 龋齿__________

喂养：母乳　人工　混合　　发育：正常　不正常

家族史

体格检查：

(1)精神状态__________ 身高__________ m 体重__________ kg

(2)口腔卫生：好　中　差

龋齿__________ 滞留乳牙__________ 早失牙__________

(3)𬌗关系：①中性关系　② 远中关系　③近中关系

$\begin{array}{r|l} 6 & \\ \hline 6 & \end{array}$　$\begin{array}{r|l} & 6 \\ \hline & 6 \end{array}$　$\begin{array}{r|l} 3 & \\ \hline 3 & \end{array}$　$\begin{array}{r|l} & 3 \\ \hline & 3 \end{array}$　$\begin{array}{r|l} \text{V} & \\ \hline \text{V} & \end{array}$　$\begin{array}{r|l} & \text{V} \\ \hline & \text{V} \end{array}$

(4)下颌后退至切对切：可　否　　下颌前伸至切对切：可　否

(5)前牙覆𬌗：正常　　深覆𬌗：Ⅰ° Ⅱ° Ⅲ°　　咬伤牙龈：+　−

(6)前牙覆盖：正常　　深覆盖：Ⅰ° Ⅱ° Ⅲ°

(7)开𬌗：无　有（____________________）Ⅰ° Ⅱ° Ⅲ°

(8)牙列拥挤　上牙弓：无　有（Ⅰ° Ⅱ° Ⅲ°）　下牙弓：无　有（Ⅰ° Ⅱ° Ⅲ°）

(9)牙间隙　上牙弓：无　有　　下牙弓：无　有

(10)错殆牙齿:

上牙弓:对称　不对称　　　　　上牙弓:前突 后缩 内收 外展

(11)牙弓　　　　　　　　　　　　协调　不协调:

下牙弓:对称　不对称　　　　　下牙弓:前突 后缩 内收 外展

上(正常　左偏__________ cm　右偏__________ cm)

中线

下(正常　左偏__________ cm　右偏__________ cm)

上(正常　　平坦　　过陡　　反向)

纵殆曲线

下(正常　　平坦　　过陡　　反向)

(12)齿槽突　上:丰满　欠丰满　凹陷

下:丰满　欠丰满　凹陷

(13)其他　舌体:　　舌系带:　　黏膜:　　软腭:　　扁桃体:

面部检查:

对称　颏左偏__________ cm　颏右偏__________ cm

面中 1/3:正常　　凹陷　　过突

面下 1/3:正常　　过短　　过长

颏唇沟:无　有　明显

开唇露齿:无　有(轻　中　重)

上 :正常　过长　短缩

口唇:

下 :正常　翻卷

关节检查:

开口型(↓ ↙ ↘)张口度__________指

弹响(无　有)

疼痛(无　有)

模型分析:

影像检查:

(1)全颌曲面断层片:编号________________ 日期________________

所见:____________________________________

(2)头颅侧位定位片:无　有(测量分析见表8-1)

表8-1　X射线头影测量分析

	测量均值及标准差		测量值	
	替牙期	恒牙期	年　月　日	年　月　日
SNA	82.3±3.5	82.2±4.0		
SNB	77.6±2.9	80.1±3.9		
ANB	4.7±1.4	2.7±2.0		
NP - FH	83.1±3.0	85.4±3.7		
NA - PA	10.3±3.2	6.0±4.4		
⊥ - NA(mm)	6.6±1.5	6.7±2.1		
⊥ - NA	22.4±5.2	22.8±5.7		
⊤ - NB(mm)	6.6±1.5	6.7±2.1		
⊤ - NB	32.7±5.0	30.3±5.8		
⊥ - ⊤	122.0±6.0	125.4±7.9		
⊥ - SN	104.8±5.3	105.7±6.3		
MP - SN	35.8±3.6	32.5±5.2		
FH - MP	31.8±4.4	31.1±5.6		
⊤ - MP	94.7±5.2	91.6±7.0		
Y axis	65.5±2.9	66.3±7.1		
Po - NB(mm)	0.2±1.3	1.0±1.5		

测量结果分析:

诊断：

病因：

机制：

安氏分类：

毛氏分类：

矫治计划

医师签名：

家长/患者签名：

年　月　日

病　程　记　录

日期	内容	签名	备注

【评定】

评定学生对正畸病人的检查及病历书写的熟练程度。

正畸病人的检查及病历书写评分

内容	分值	得分
1. 一般检查方法	3	
2. 特殊检查方法	3	
3. 书写病历	4	

学生姓名：　　评分：

班级：　　教师签名：

日期：

实训二　错殆畸形的分类

【目的和要求】

1. 会 Angle 错殆畸形分类法及其评价。

2. 能叙述毛燮均错殆畸形分类及其评价。

【实训内容】

1. 模型示教及多媒体演示 Angle 错殆畸形分类法。

2. 利用多媒体演示、模型示教和讲解毛燮均错殆畸形分类法。

3. 准备常见各类错殆畸形的石膏模型(编号)在教师指导下,进行 Angle 错殆畸形分类法和毛燮均错殆畸形分类的诊断练习。

【实训器材】

口腔正畸学教科书,Angle 错殆分类石膏模型,毛燮均错殆分类图谱,红蓝铅笔、钢笔,多媒体设备。

【方法与步骤】

利用模型示教讲解 Angle 错殆分类和用图谱讲解毛燮错殆分类法及其评价。

1. Angle 错殆分类法　Angle 在 1899 年提出该分类法,他认为上颌骨固定于头颅上, 位置必然恒定,上颌第一恒磨牙生长在上颌骨上,稳定而不易错位,故称上颌第一恒磨牙为“殆的锁钥”,根据这种理论,将错殆畸形分为三类。

(1)第一类错殆——中性错殆　上下颌骨及牙弓的近、远中关系正常,当正中殆位时,上第一恒磨牙的近中颊尖咬合于下第一恒磨牙的近中颊沟,若全口牙无一错位者,称为正常殆,若有错位者,则称为一类错殆。

第一类错殆可表现有前牙拥挤、上下牙弓前突、双牙弓前突、前牙反殆及后牙颊、舌向错位等。

(2)第二类错殆——远中错殆　下牙弓及下颌处于远中位置。若下颌后退1/4 个磨牙的距离,即上下第一恒磨牙的近中颊尖相对时,称为轻度远中错殆关系。若下颌再后退,以至于上第一恒磨牙近中颊尖咬合于下第一恒磨牙和第二前磨牙之间时,则是完全的远中错殆关系。

第二类,第一分类:在远中错殆关系之外,伴有上颌切牙的唇向倾斜。

第二类,第一分类,亚类:只有一侧为远中错殆关系,而他侧为中性关系。

第二类,第二分类:在远中错殆关系之外,伴有上颌切牙舌向倾斜。

第二类,第二分类,亚类:只有一侧为远中殆关系,而他侧为中性殆关系。

伴随第二类第一分类的症状可能有深覆盖、深覆殆、上唇发育不足和开唇露齿等。伴随第二类第二分类的症状可能有内倾型深覆殆。

(3)第三类错殆——近中错殆　下牙弓及下颌处于近中位置,若下颌前移 1/4 个磨牙的距离,即上第一恒磨牙近中颊尖与下第一恒磨牙远中颊尖相对,称为轻度的近中错殆关系。若下颌向近中移位 1/2 磨牙的距离,以至于上第一恒磨牙近中颊尖咬合在下第一、第二恒磨牙之间，则完全的近中错𬌗关系。

第三类，亚类：为单侧的近中𬌗关系，而他则为中性𬌗关系。伴随第三类错𬌗的症状，可能有前牙的对刃𬌗或反𬌗。

Angle 错𬌗分类法有一定的科学基础，简明易懂，便于临床应用，故被广泛接受。它的不足在于以下 3 点：

(1)上颌第一恒磨牙的位置绝非恒定，有的远近中错𬌗也可能是上颌或上牙弓所致。

(2)此分类法包括错𬌗畸形机制不全，错𬌗畸形的表现应从长、宽、高考虑，而不仅是长度的问题。

(3)现代人错𬌗畸形的重要机制之一，乃是牙量、牙骨不调，未在分类法中体现。

2. 毛燮均错𬌗分类法　1959 年毛燮均教授以错𬌗畸形的机制、症状、矫治三者结合为基础，提出了一个分类法。

(1)第Ⅰ类——牙量骨量不调

1)第 1 分类(Ⅰ1)牙量相对大，骨量相对小：表现牙拥挤错位。

2)第 2 分类(Ⅰ2)骨量相对大，牙量相对小：表现有牙间隙。

(2)第Ⅱ类——长度不调，即近远中关系不调

1)第 1 分类(Ⅱ1)近中错𬌗：表现后牙为近中错𬌗，前牙为对𬌗或反𬌗。

2)第 2 分类(Ⅱ2)远中错𬌗：表现后牙为远中错𬌗，前牙深覆盖，颏部可能后缩。

3)第 3 分类(Ⅱ3)后牙中性𬌗，前牙反𬌗。

4)第 4 分类(Ⅱ4)后牙中性𬌗，前牙深覆盖。

5)第 5 分类(Ⅱ5)双颌或双牙弓前突。

(3)第Ⅲ类——宽度不调

1)第一分类(Ⅲ1)上牙弓宽于下牙弓：后牙深覆盖或正锁𬌗。

2)第二分类(Ⅲ2)上牙弓窄于下牙弓：后牙对𬌗、反𬌗或反𬌗。

3)第三分类(Ⅲ3)上下牙弓狭窄。

(4)第Ⅳ分类——高度不调

1)第一分类(Ⅳ1)前牙深覆𬌗，可能表现面下 1/3 过低。

2)第二分类(Ⅳ2)前牙开𬌗，可能表现面下 1/3 过高。

(5)第Ⅴ类——个别牙齿错位。

(6)第Ⅵ分类——特殊类型。

毛燮均错𬌗分类法反映了咀嚼器官的主体结构和咀嚼器官的演化，体现了错𬌗畸形的立体概念，不仅从形态上分类，而且机制包括得较全面，在分类的同时，大概标示出矫治的方法和原则。在分类中重点提到牙量、骨量不调这个重要的机制。他的不足在于比较烦琐，初学者不容易记忆，不能包罗万象，不能解释所有的错𬌗畸形。

【评定】

评定学生对错𬌗畸形的分类的熟练程度。

错殆畸形的分类掌握程度评分

内容	分值	得分
1. Angle 错殆畸形分类法	5	
2. 毛燮均错殆畸形分类	5	

学生姓名：　　　　评分：
班级：　　　　教师签名：
日期：

实训三　记存模型的制作

【目的和要求】

1. 会正畸记存模型的制作方法及过程。

2. 能叙述正畸记存模型制作的特殊要求等。

【实训内容】

1. 示教记存模型的取模、灌注和修整过程。

2. 学生相互取模并独立完成记存模型制作。

【实训器材】

检查器械、托盘、印模材料、橡皮碗、石膏、石膏调刀、模型修整机、记存模型垂直板、成品橡皮托、排笔、特种铅笔等。

【方法与步骤】

1. 记存模型　要求包括牙、牙槽、移行皱褶、唇颊系带和腭盖等解剖特征。要准确、清晰和清洁，以便作为法律的记录。模型修整后，无论位置如何，均能反映在口腔的殆接触情况等。

2. 操作前准备

(1)调整椅位　使病人的殆平面与地面平行，高度应使病人的口唇与医生手臂高低一致。

(2)清洁口腔和托盘的选择　嘱病人用清水含漱，如口腔卫生不佳，需进行洁牙。然后按照病人牙弓大小与形态，选择一副形态合适的有孔的平底托盘，为了防止印模滑脱，可在托盘边缘贴橡皮膏，托盘与牙弓内外侧间应有 3 ~4 mm 间隙。

3. 制取印模　取适量藻酸盐印模材料和水调拌均匀后放在托盘内，印模材料不宜过多，事先用调刀取少量放入牙龈颊沟移行部，取印模时最好从下颌开始，因为取下颌印模时，一般印模材料不至流向咽部而引起恶心或呕吐，使病人放心和习惯。操作时，医生站在病人的右前方，右手持盛满印模材料的托盘，左手持口镜牵拉病人一侧口角，用旋转方式将托盘放入口内，同时令病人将舌尖稍向上后抬起，取出口镜后，托盘后柄正对面部中线，轻轻加压使托盘就位。用右手示指、中指保持在下颌双尖牙区使托盘稳定不动，待印模材料凝固后取出。用同样方法取上颌印模时，医生站在病人右后侧，取模时如病人有恶心等不适感，嘱病人鼻子吸气、嘴哈气、双肩放松、头微向前伸和低头。印模完成取出后，检查印模是否清晰，伸展是否足够等。

4. 灌注模型　印模灌注之前，必须经指导教师检查，如果学生不能在课堂规定的时间内取好印模，可在课余时间练习。灌注模型初始，在盛有适量水的橡皮碗中，缓缓加入石膏，比例约为1∶2，用石膏调刀调拌均匀，通过振动，使石膏缓慢的沿印模边缘流入，自底部逐渐充满牙齿，继续灌注石膏直至填满全部牙齿到前庭转折处，整个印模灌满后，将多余的石膏堆于玻璃板上，将印模翻转置于堆积的石膏上，用手轻轻加压，使托盘底与玻璃板平行，托盘底面距玻璃板上，将印模翻转置于堆积的石膏上，用手轻轻加压，使托盘底与玻璃板平行，托盘底面距玻璃板 30 cm，修整周围多余的石膏。模型静置半小时后，使模型和印模分离。

5. 记存模型修整　应在模型干燥后进行，通常有模型修整机法和成品橡皮托形成法两种。

（1）模型修整机法　修整前要核对模型的咬合关系，制取蜡咬合记录，在两侧上第一恒磨牙近中颊尖垂直画线至下颌牙以确定咬合关系。

1）修整上颌模型底面，使其与𬌗平面平行，模型座的厚度约为尖牙牙尖到前庭沟底总高度的1/2。

2）修整上颌模型座的后壁，使其与模型座的底面及牙弓的正中线相垂直，距离最后一个牙远中约 1/2 牙冠宽度。

3）修整上颌模型的侧壁，使其与双尖牙和磨牙的颊尖平行。

4）修整上颌模型的前壁，使呈尖形，其尖应对准上颌模型的中线。

5）完成上颌模型座的修整，将上颌模型座的后壁与两侧所形成的夹角磨去，使其形成一短段夹壁，并与原来夹角的平分线成垂直关系。

6）修整下颌模型底面与后壁，将上下颌模型按照咬合关系叠合，使下颌模型座的后壁与上颌的在同一平面上，其底面与上颌模型的底面平行，上下颌模型叠合的总高度约等于上颌模型高度的两倍。

9）以上颌模型为基准，修整下颌模型座的侧壁和夹壁，使之与上颌模型一致。

10）修整下颌模型座的前壁，使其成弧形，与牙弓前部一致。

11）在修整完成的记存模型上标清中线、咬合关系、病人姓名、性别、年龄、取模日期、记存编号等。

（2）用成品橡皮托形成法

1）选择大小合适的橡皮托，把上、下颌模型在石膏打磨机上修整，使模型的底部略大于𬌗方，模型的长宽要比橡皮托稍小，模型的厚度应使上下颌模型前庭处于与橡皮托同等高度。再将模型放入冷水中浸泡。

2）首先把上颌橡皮托置于垂直板的底部平板上，后壁紧贴垂直板的后壁，使橡皮托的中线与垂直板的中线相一致。

3）调拌适量石膏倒入上颌橡皮托内，振荡，把已浸泡过的上颌模型置托内，轻轻加压，使模型𬌗平面与橡皮托底部平行，前庭沟约与橡皮托边缘平齐，前牙中线与橡皮托中线对齐。

4)用调刀按橡皮托边缘形态修整模型，削去多余的石膏，用排笔刷平使其光滑，前庭沟及牙龈上附着的石膏应清除，以免影响模型的准确性及美观性。

5)用同样的方法灌制下颌模型，在上颌石膏凝固前，把上颌模型及橡皮托按正中𬌗关系与下颌模型对合，调整下颌的位置，使上一橡皮托中线对齐，且与后壁中线对齐，上下颌橡皮托后壁及两侧壁也要一致。

6)待石膏完全凝固以后，将石膏模型与橡皮托分离。

7)在记存模型的后壁上用铅笔写上病人的姓名、年龄、取模日期及病历号等。

【评定】

评定学生对记存模型制作的熟练程度。

记存模型的制作评分

内容	分值	得分
1. 记存模型要求	3	
2. 操作前准备	1	
3. 制取印模	1	
4. 灌注模型	1	
5. 记存模型修整		
(1)模型修整机法	2	
(2)用成品橡皮托形成法	2	

学生姓名：　　　　评分：

班级：　　　　教师签名：

日期：

实训四　模型测量和模型分析

【目的和要求】

1. 会常用模型测量的各项项目。
2. 能叙述常用模型测量项目内容及其意义。

【实训内容】

1. 示教常用模型测量项目的测量
2. 示教牙列拥挤的间隙分析。
3. 学生按示教内容完成模型测量。

【实训器材】

直尺、软铜丝、分规、游标卡尺、拥挤错𬌗模型、记号铅笔等。

【方法和步骤】

1. 常用模型测量项目的测量

(1)牙冠宽度的测量　用分规或游标卡尺测量每个牙冠的近远中最大径。

(2)牙弓弧形长度的测量　可用一根直径为0.5 mm的黄铜丝来测量牙弓的长度。

(3)牙弓拥挤度　牙弓应有长度与牙弓现有弧形长度之差或必需间隙与可用间隙之差。

(4)牙弓长度的测量　由中切牙近中触点到左右第二恒磨牙远中接触点间连线的垂直距离即为牙弓总长度。此长度可被两侧尖牙连线和两侧第一磨牙近中接触点连线分为三段,分别为牙弓前段长度、牙弓中段长度、牙弓后段长度。

(5)牙弓宽度的测量　一般分三段测量。前段为双侧尖牙牙尖间的宽度;中段为双侧第一前磨牙中央窝间的宽度;后段为左右第一磨牙中央窝间的宽度。

(6)𬌗曲线的曲度　将直尺放置在下切牙切端与最后一个下磨牙的牙尖上,测量两侧Spee氏曲线最低点至直尺的距离,两侧的平均值加0.5 mm为排平牙弓或改正𬌗曲线所需的间隙。

(7)牙槽弓的长度及宽度　牙槽弓的长度是上中切牙唇侧牙槽弓最凸点至第一恒磨牙远中接触点连线之垂直距离。牙槽弓的宽度即左右侧第一前磨牙牙槽骨最凸点间的距离。

2. 拥挤牙列间隙分析　将间隙关系的评估仅限于模型分析是不全面的,如矫治所需间隙除考虑拥挤度外还应考虑切牙前后向位置、上下牙弓及颌骨关系。因此综合性的间隙分析必须把模型分析和头影测量分析结合起来。本实训以下牙弓拥挤为例,让学生了解牙弓拥挤单纯模型分析的一般方法。

(1)测量可用间隙　用一根软丝测量牙弓的弧形长度(两侧第一磨牙近中接触点间)。

(2)测量必需间隙　一般以下颌第一磨牙前牙弓内各牙的牙冠宽度之和代表牙弓应有长度。

(3)计算牙弓拥挤度　牙弓拥挤度=必需间隙-可用间隙

(4)矫治Spee氏曲线所需间隙　下牙弓双侧Spee氏曲度均值加0.5 mm。

(5)排齐牙齿所需间隙=(3)+(4)。

【评定】

评定学生对模型测量和模型分析的熟练程度。

模型测量和模型分析评分

内容	分值	得分
1. 常用模型测量项目的测量	7	
2. 拥挤牙列间隙分析	3	

学生姓名:　　　　评分:

班级:　　　　教师签名:

日期:

实训五　X 射线头影测量

【目的和要求】

1. 会在头影图上进行常用标志点正确定位。

2. 能指出常用的平面及测量项目的组成,并叙述其意义。

【实训内容】

1. 示教 X 头影测量的常用标志点,常用平面及常用测量项目。

2. 学生在 X 射线头颅侧位片上进行常用标志点,平面描迹,测量常用的角、线距等项目。

【实训器材】

口腔正畸学教科书、头颅侧位片、硫酸描图纸、硬质铅笔、橡皮、三角尺、量角器、X 射线看片灯等。

【方法与步骤】

1. 第一实训阶段

(1)描图示教　指导教师在 X 射线头颅定位侧位片上,进行常用标志点、平面、测量项目的描迹。

(2)学生描图

1)将硫酸描图纸固定在 X 射线头颅定位侧位片上,且置于观片灯上。

2)用铅笔描出以下点、线

蝶鞍中心点(S):蝶鞍影像的中心。

鼻根点(N):鼻额缝的最前点。

耳点(P):外耳道之最上点。

颅底点(Ba):枕骨大孔前缘之中点。

Bolton(Bo):翼上颌裂轮廓之最下点。

眶点(O):眶下缘之最低点。

翼上颌裂点(Ptm):翼上颌裂轮廓之最下点。

前鼻棘(ANS):前鼻棘之尖。

后鼻棘(PNS):硬腭后部骨棘之尖。

上齿槽座点(A):前鼻棘与上齿槽缘点间之骨部最凹点。

上齿槽缘点(SPr):上齿槽突之最前下点。

上中切牙点(VI):上中切牙切缘之最前点。

髁顶点(Co):髁突的最上点。

关节点(Ar):颅底下缘与下颌角的后下点。

下颌角点(Go):下颌角的后下点。

下齿槽座点(B):下齿槽突缘点与颏前点间之骨部最凹点。

下齿槽缘点(Id):下齿槽突之最前上点。

下齿牙点(Li):下中切牙缘之最前点。

颏前点(Po):颏部之最突点。

颏下点(Me):颏部之最下点。

颏顶点(Gn):颏前点与颏下点之中点。

D 点:下颌体骨性联合部之中心点。

$\underline{1}$—NA(mm):上中切牙缘至 NA 连线的垂直距离。

$\underline{1}$—NB(mm):下中切牙缘至 NB 连线的垂直距离。

Po-NB(mm):颏前点至 NB 连线的垂直距离。

3)描绘出常用的测量平面

前颅底平面(SN):由蝶鞍点与鼻根点之连线组成。

眼耳平面(FH):由连接点与眶点之连线组成。

Bolton 平面:由 Bolton 点与鼻根点连线组成。

下颌平面(MP):下颌平面的确定方法有三种,即通过颏下点与下颌角下缘相切的线;下颌下缘最低部的切线;下颌角点与下颌颏顶点间的连线。

腭平面(ANS-PNS):前鼻棘与后鼻棘的连线。

面平面(Facial plane):由鼻根点与颏前点之连线组成。

Y 轴(Y-axis):蝶鞍中心与颏顶点之连线组成。

4)常用的测量项目

上齿槽座角(SNA)。

下齿槽座角(SNB)。

上下齿槽座角(ANB)。

面角:面平面与眼耳平面相交的后下角。

下颌平面角(MP-FH)。

下中切牙-下颌平面角(IMPA)。

上、下中切牙角($\underline{1}$ to 1):上下中切牙长轴的交角。

$\underline{1}$—NA(角):上中切牙长轴与 NA 连线的交角。

$\underline{1}$—NB(角):下中切牙长轴与 NB 连线的交角。

2. 第二实训阶段

(1)学生完成头影图的描迹。

(2)指导教师检查常用标志点、平面的确定是否正确,测量值是否准确。

(3)实训阶段结束时上交头颅定位侧位片及描迹图。

3. 第三实训阶段——实训报告与评定

指导教师根据同学们描述图存在的问题进行总结、讨论及评定。

【评定】

评定学生对 X 射线头影测量的熟练程度。

X 射线头影测量评分表

内容	分值	得分
1. 常用标志点的定位	3	
2. 常用的平面	3	
3. 常用测量项目	4	

学生姓名：　　　　评分：

班级：　　　　教师签名：

日期：

实训六　活动矫治器固位装置的制作

【目的和要求】

1. 能说出活动矫治器固位装置的结构。
2. 会活动矫治器固位装置的弯制。

【实训内容】

1. 熟悉活动矫治器的基本结构及其使用。
2. 示教弯制箭头卡环，单臂卡、邻间钩等固位体。
3. 学习弯制箭头卡环，单臂卡、邻间钩等固位体。

【实训器材】

石膏模型，0.7 mm、0.8 mm、0.9 mm 不锈钢丝，梯形钳，平头钳，鹰嘴钳，蜡刀，雕刻刀，红蜡片，红铅笔，酒精灯及火柴等。

【方法与步骤】

1. 箭头卡环

(1)常用于第一恒磨牙，也可用于前磨牙，其固位作用良好。

(2)弯制前，在石膏模型上，用雕刻刀在需用的磨牙或前磨牙颊面的近远中邻间隙龈乳头区，沿牙面刻去 0.5 mm。

(3)取 0.7 mm、0.8 mm 不锈钢丝一段，在钢丝中部，在基牙颊面形成卡环桥部，长度约短于颊面近远中宽度，使桥部处于基牙颊面𬌗 1/3 至中 1/3 交界处，桥部应与牙列颊侧平行，与颊面保持 1.0 mm 距离，继之测量体部到龈缘的高度，在钢丝上用红铅笔作两个标记，然后将钢丝在作标记处向上后形成两个箭头，将箭头转向牙冠近远中面邻间隙方向，箭头与牙长轴成 45°角，并紧贴于颊面近远中轴角区的牙面上，起固位作用。

(4)最后将近远中两末端钢丝沿基牙的近远中𬌗外展隙及舌外展隙至舌侧面，形成连接体。

2. 单臂卡环

(1)常用于乳、恒磨牙、双尖牙,也可用于尖牙。

(2)用雕刻刀在模型基牙上修整颊侧颈缘线,取一段0.8 mm或0.9 mm不锈钢丝,视牙的大小及部位而定,其一端磨圆钝,用鹰嘴钳将钢丝从牙齿颊侧变成合适的弧度,形成与颈部贴合的卡环臂。

(3)最后将钢丝在邻间隙处弯向颊外展隙,沿𬌗外展隙,舌外展隙到舌侧组织,形成离组织约0.5 mm的连接体。

3. 邻间钩

(1)常用于第一、第二前磨牙间或前磨牙与磨牙之间的固位装置,又称颊钩。

(2)在石膏模型上,用雕刻刀在放置邻间钩的两个邻牙间的龈乳头,向接触点下刻去0.5 mm。

(3)取一段0.9 mm不锈钢丝,在末端弯成直角状的钩,长0.5~1.0 mm,置入邻间隙近龈端,钩的末端磨圆钝。钢丝另一端,沿着两牙的颊外展隙,𬌗外展隙至舌侧面形成连接体。

【评定】

评定学生对活动矫治器固位装置制作的熟练程度。

活动矫治器固位装置的制作评分

内容	分值	得分
1. 箭头卡环	4	
2. 单臂卡	3	
3. 邻间钩	3	

学生姓名:　　　　评分:

班级:　　　　教师签名:

日期:

实训七　活动矫治器功能装置的制作

【目的和要求】

1. 能说出活动矫治器功能装置的结构。

2. 会活动矫治器功能装置的弯制。

【实训内容】

1. 示教弯制双曲唇弓、分裂簧和双曲舌簧。

2. 学习弯制双曲唇弓、分裂簧和双曲舌簧。

【实训器材】

石膏模型,0.5 mm、0.7 mm、0.9 mm 不锈钢丝,梯形钳,鹰嘴钳,切断钳,日月钳,蜡刀,雕刻刀,蜡片,红铅笔,酒精灯,火柴,石膏调拌刀,酒精灯,殆架,自凝塑料,分离剂。

【方法与步骤】

1. 分裂簧　又称菱形簧,用于扩大牙弓。取一段 0.9 mm 不锈钢丝弯制成菱形,由口、体、底三部分组成,斜边形的两锐角相当于簧的口部和底部,而钝角则相当于簧的体部,各个角均应圆钝,以防止加力时折断。菱形口部张开 1 ~ 2 mm,口对准腭中缝,体部左右宽 6 ~ 8 mm,长 10 ~ 20 mm。簧距组织面 3 ~ 4 mm,便于加力时调整,连接体转弯处正对尖牙和第一前磨牙的接触点,最后形成与腭部曲线一致的连接体。

2. 双曲唇弓　用以辅助固位及内收切牙。由唇弓的水平部分及两个垂直弯曲及两连接体组成,取一段 0.7 mm 不锈钢丝,弯制双曲唇弓的中部使其与切牙接触呈弧形,弓丝位于前牙切 1/3 与中 1/3 交界处,在两侧尖牙近中 1/3 处,将钢丝向牙龈方向弯成两个“U”形曲,曲的宽度是尖牙宽度的 2/3,高度应距前庭底 2 ~ 3 mm,并离开组织面 1.0 ~ 1.5 mm,钢丝末端经尖牙与第一前磨牙的颊外展隙,殆外展隙到腭部形成连接体,埋于基托内。

3. 双曲舌簧　取一段 0.5 mm 不锈钢丝,将一端磨圆钝,用梯形钳弯成第一个曲,该曲与错位牙颈缘外形应一致,宽度约窄于舌侧颈部近远中宽度 1.0 mm,再用梯形钳弯第二个曲,曲要保持圆钝,不能成角度,然后用平头钳夹住此两个曲形成的平面,把钢丝向下弯成与平面约成 90° 的连接体,使舌簧的平面应与被矫治牙的长轴垂直,连接体包埋于基托内。

【评定】

评定学生对活动矫治器功能装置制作的熟练程度。

活动矫治器功能装置的制作评分

内容	分值	得分
1. 双曲唇弓	4	
2. 双曲舌簧	3	
3. 分裂簧	3	

学生姓名:　　　　评分:

班级:　　　　教师签名:

日期:

实训八　上颌平(斜)面导板矫治器的制作

【目的和要求】

1. 能说出上颌平(斜)面导板矫治器的结构及其临床应用。

2. 会制作上颌平(斜)面导板矫治器。

【实训内容】

1. 示教上颌平(斜)面导板矫治器的制作,并讲解其结构和功能。

2. 指导学生完成上颌平面导板矫治器的制作。

【实训器材】

日月钳、梯形钳、三齿钳、卡断钳、蜡刀、石膏调刀、橡皮碗、简单殆、调杯、酒精灯、红蓝铅笔、前牙深覆殆的全牙列石膏模型、直径为0.7 mm的不锈钢丝、模型石膏、蜡片、自凝牙托粉、自凝牙托水、台式牙钻、磨头等。

【方法和步骤】

1. 示教上颌平(斜)面导板矫治器的制作上颌平面导板矫治器可压低下前牙,升高后牙;斜面导板同时还有导下颌向前的作用。

(1)确定殆关系上殆架　首先将深覆殆的上下颌石膏模型按照其咬合关系对好,再用水浸湿模型,调好石膏固定于简单殆架上。

(2)涂分离剂　用红蓝铅笔于上颌模型腭侧标划出基托的伸展范围,并且均匀涂上一层分离剂。

(3)固位装置的制作　可设计在6单臂卡或箭头卡,前磨牙邻间钩,根据需要可于上颌弯制双曲唇弓,有增强固位的作用。方法见本章实训七。在要安放邻间钩的两邻牙之间龈乳头处,即接触点稍下方的石膏用雕刻刀刮除0.5 mm,目的是增强其固位。

(4)上颌平(斜)面导板与基托的形成

1)取适量自凝牙托水于调杯中,滴入适量自凝牙托水,使粉完全浸润,调拌均匀后加盖。至稀糊期时,用蜡刀取适量塑料涂塑于基托范围内,并在前牙腭侧黏膜区域形成一半月形的平面板,其前后径宽度为7.0~8.0 mm,左右达两侧尖牙之远中,使该平面板与殆平面平行(斜面导板则形成与殆平面约成45°),然后关闭殆架进行咬合,使下前牙咬在平(斜)面板上,至上下后殆面之间打开1.5~2.0 mm的间隙。此时重新调整固定殆架固位螺丝,再将殆架打开,用蜡刀蘸用单体涂塑平面板与基托,使之厚薄均匀,表面光滑,修整龈缘位于牙的非倒凹区,基托边缘清楚。

2)打磨抛光:待塑料完全硬固后,取下矫治器按照程序打磨、抛光,制作完成。

(5)试戴　将矫治器于模型上试戴,关殆架,进一步检查调整。

2. 学生根据示教,独立完成上颌平(斜)面导板矫治器的制作,并熟悉其临床应用及功能。

【评定】

评定学生对上颌平(斜)面导板矫治器制作的熟练程度。

上颌平(斜)面导板矫治器的制作评分

内容	分值	得分
1. 确定𬌗关系上𬌗架	2	
2. 涂分离剂	1	
3. 固位装置的制作与安放	2	
4. 上颌平(斜)面导板与基托的形成	4	
5. 试戴	1	

学生姓名：　　　　评分：

班级：　　　　教师签名：

日期：

实训九　上颌双侧后牙𬌗垫可摘矫治器的制作

【目的和要求】

1. 能说出上颌双侧后牙𬌗垫矫治器的结构及其主要功能。

2. 会制作上颌双侧后牙𬌗垫矫治器。

【实训内容】

1. 由教师示教上颌双侧后牙𬌗垫矫治器的制作步骤，熟悉单侧后牙𬌗垫的制作差别，并且讲解其主要功能。

2. 指导学生独立完成上颌双侧后牙𬌗垫矫治器的制作。

【实训器材】

尖头钳、梯形钳、日月钳、卡断钳、蜡刀、石膏调刀、橡皮碗、酒精灯、调杯、前牙反𬌗石膏模型、直径为0.5 mm(0.7 mm)、0.9 mm的不锈钢丝、红蓝铅笔、毛笔、分离剂、模型石膏、简单𬌗架、自凝牙托粉、自凝牙托水、红蜡片、火柴或打火机、台式牙钻、砂石针、磨头等。

【方法和步骤】

1. 示教上颌双侧后牙𬌗垫矫治器的制作

(1)确定蜡𬌗关系固定上下颌石膏模型

1)首先将前牙反𬌗石膏模型用水浸透。

2)再将简单𬌗架平放在台面上，调整固定各部位螺丝。

3)将已浸过水的石膏模型按照上、下颌咬合关系对好，调和石膏，将模型固定于简单𬌗架上。

4)然后作蜡𬌗记录，升高咬合，其高度以脱离前牙锁结关系为标准，使上、下前牙间大约保留1 ~ 2 mm的间隙。

5）重新调整、固定固位螺丝，去除蜡𬌗记录。

（2）各固位装置及功能附件的弯制

1）固位装置的弯制：可设计在剑豆单臂卡或箭头卡。方法见本章实训六。

2）双曲舌簧的制作：方法见本章实训七。

3）弯制双曲唇弓：方法见本章实训七。

（3）用蜡将已弯制好的单臂卡环、邻间钩固定于颊侧，双曲舌簧固定于被矫治牙的舌侧靠近舌隆突处。

（4）用红蓝铅笔在石膏模型上标出基托的伸展范围，并且在双侧后牙𬌗面及基托范围内均匀涂抹一层分离剂。

（5）𬌗垫与基托的涂塑：调和自凝塑料。待稀糊期时，开始涂塑基托部分，将单臂卡环、邻间钩以及双曲舌簧的连接体均包埋于基托内，可用蜡勺或戴有指套的手指蘸用单体，将基托涂抹光滑。待塑料达面团期时，取适量塑料置于上颌双侧后牙𬌗面上轻轻加压，涂塑形成𬌗垫雏形，其厚度以解除前牙锁结后再升高 1 ~ 2 mm 为宜。于塑料尚未硬固之前，将塑料𬌗垫与平面板轻轻接触，再将𬌗架关闭，用雕刻刀仔细修除多余塑料，再用蜡勺蘸用单体将其涂抹成光滑平面，并且使此平面与𬌗平面保持一致，最后将𬌗垫与基托连接成一整体。

（6）打磨、抛光：待塑料完全硬固后，取下矫治器按照程序打磨、抛光，制作完成。

（7）试戴：将制作好的上颌双侧后牙𬌗垫式矫治器在石膏模型上试戴，并仔细检查固位及贴合情况。

2. 学生根据示教，独立完成上颌双侧后牙𬌗垫矫治器的制作，并熟悉其临床应用及功能。

【评定】

评定学生对上颌双侧后牙𬌗垫可摘矫治器的制作的熟练程度。

上颌双侧后牙𬌗垫可摘矫治器的制作评分

内容	分值	得分
1. 确定蜡𬌗关系	1	
2. 固位装置及功能装置的弯制	2	
3. 固定各种装置	1	
4. 标出基托的伸展范围	1	
5. 𬌗垫与基托的涂塑	3	
6. 打磨、抛光	1	
7. 试戴	1	

学生姓名：　　　　评分：

班级：　　　　教师签名：

日期：

实训十　肌激动器的制作

【目的和要求】

1. 能说出肌激动器的结构及其临床应用。

2. 会制作肌激动器。

【实训内容】

1. 示教肌激动器的制作,并讲解其功能。

2. 指导学生完成肌激动器的制作。

【实训器材】

日月钳、梯形钳、三齿钳、卡断钳、蜡刀、石膏调刀、橡皮碗、调杯、酒精灯、红蓝铅笔、安氏Ⅱ类1分类错䝜(前牙深覆盖)的全牙列石膏模型、简单䝜架、直径为0.9 mm或1.0 mm的不锈钢丝、模型石膏、蜡片、自凝牙托粉、自凝牙托水、台式牙钻、砂石针、磨头等。

【方法和步骤】

1. 示教肌激动器的制作

(1)确定蜡䝜关系上䝜架固定石膏模型

1)蜡䝜记录:安氏Ⅱ类1分类错䝜在下颌前移时重建咬合(安氏Ⅲ类错䝜在下颌后退时重建咬合),下颌前移的数量应使Ⅱ类磨牙关系改变为Ⅰ类磨牙关系。首先将下颌前移至中性䝜位,一般前移3~4 mm,最多不超过6 mm;咬合打开的数量超出息止颌间隙2 mm,一般在磨牙区分开4 mm左右。

2)将安氏Ⅱ类1分类错䝜(前牙深覆盖)石膏模型用水浸透。

3)将简单䝜架平放在台面上,调整固定各部位螺丝。

4)将已浸过水的石膏模型按照上、下颌蜡䝜记录的关系对好,调和石膏,将模型固定于简单䝜架上。

5)重新调整简单䝜架、固定固位螺丝,去除蜡䝜记录。

(2)弯制诱导丝　上颌诱导丝位于上颌前牙的唇面,从上颌尖牙远中越过䝜面,并且不能影响上下牙齿的䝜向萌出。唇弓的U形双曲一般与牙体长轴方向一致,弯制成直曲,双曲的宽度一般为尖牙唇面近远中宽度的1/2~2/3,其长度在U形曲顶部距黏膜转折2~3 mm处。用于矫治安氏Ⅱ类错䝜与一般可摘矫治器的双曲唇弓相同。下颌诱导丝位于下前牙唇面,主要用于矫治安氏Ⅲ类错䝜。

(3)基托的形成　先在模型上用铅笔画出基托的范围,包括上下颌及全部牙齿的䝜面部分。上下颌基托又可分为牙齿与牙槽黏膜两部分,均在舌侧而不进入颊侧。上颌后缘成马蹄形,上颌牙槽黏膜部分高度为8~12 mm,仅覆盖牙槽黏膜而露出腭顶,下颌牙槽黏膜部分为5~12 mm,向后至磨牙区可增到10~15 mm。按划的范围涂塑上下颌基托,然后再用自凝塑料将上下颌基托连成一整体。

(4)诱导面的形式和作用　根据临床矫治错䝜的要求而制作成不同的形式,矫治安氏Ⅱ类1分类错𬌗在上颌前突伴下颌后缩时诱导面的形成:①要使上颌前磨牙及磨牙向远中移动,应将与上颌后牙舌面远中部分接触的基托磨除,只保留与牙齿舌面近中部分接触的基托;②使下后牙向垂直方向萌出,以解除深覆𬌗,通常磨改与下后牙𬌗面接触的基托;③使上前牙腭向移动,抑制下前牙唇移,则磨改上前牙腭侧基托和下切牙舌侧基托缓冲。唇弓与上切牙相接触,下切牙为塑料帽包压,这样可使上切牙腭向移动,防止下切牙唇倾。如需要下前牙唇向移动,则下切牙塑料帽的诱导面应磨平以解除对下切牙的包压。

(5)肌激动器的完成　将弯制好的钢丝固定在模型上,不需要用自凝塑料包埋的部分用蜡覆盖,将自凝塑料分别涂塑形成上下颌基托再将模型放回𬌗架上,在上下颌基托之间用自凝塑料形成𬌗间部分,上下颌连成为整体。待塑料硬化后,取下来打磨抛光,完成矫治器的制作。与牙齿有接触的部分,按照诱导面的要求,在椅旁修正。

2. 学生根据示教,独立完成肌激动器的制作,并熟悉其临床应用及功能。

【评定】

评定学生对肌激动器制作的熟练程度。

肌激动器的制作评分

内容	分值	得分
1. 确定蜡𬌗关系	2	
2. 弯制诱导丝	2	
3. 基托的形成	2	
4. 诱导面的形式	2	
5. 肌激动器的完成	2	

学生姓名:　　　　评分:

班级:　　　　教师签名:

日期:

实训十一　功能调节器Ⅲ型的制作

【目的和要求】

1. 能说出功能调节器Ⅲ型(FRⅢ)的结构及临床应用。

2. 会制作功能调节器Ⅲ型(FRⅢ)。

【实训内容】

1. 示教功能调节器Ⅲ型(FRⅢ)的制作,并讲解其功能。

2. 指导学生完成功能调节器Ⅲ型(FRⅢ)的制作。

【实训器材】

日月钳，梯形钳，三齿钳，卡断钳，蜡刀，石膏调刀，橡皮碗，简单𬌗架，调杯，酒精灯，红蓝铅笔，安氏Ⅲ类错𬌗（前牙反𬌗）的全牙列石膏模型，直径0.7 mm、1.0 mm、1.2 mm 的不锈钢丝，模型石膏，蜡片，自凝牙托粉，自凝牙托水，砂石针，台式牙钻，磨头等。

【方法和步骤】

1. 示教功能调节器Ⅲ型（FRⅢ）的制作

（1）确定蜡𬌗关系上𬌗架固定石膏模型

1）FRⅢ型蜡𬌗记录　对安氏Ⅲ类错𬌗作功能矫治，较之Ⅱ类错𬌗更为困难。𬌗重建时，要求下颌处于最舒适的后退位。一般应使下颌后退至髁突居于关节窝的最后位置。垂直打开的高度，按照覆𬌗的程度决定，只要脱离锁结即可，一般以上下颌磨牙𬌗间间隙1～2 mm 能够放置𬌗支托为宜。打开咬合的目的，主要是为了解除前牙反𬌗。

2）上𬌗架　将安氏Ⅲ类错𬌗（前牙反𬌗）石膏模型用水浸透，按照上、下颌蜡𬌗记录的关系对好，调和石膏，将模型固定于简单𬌗架上。

（2）修整石膏模型和铺隔离蜡　在制作好模型后，先在模型上划出屏挡的位置，应注意上颌结节与上唇前庭区要有充分的伸展，才能使上颌有足够的生长余地，上颌唇挡应避开唇系带，模型上修整应较广泛，使唇挡可深入前庭约5 mm，但以不压伤上唇下的软组织为标准，唇挡下缘与上切牙龈缘平齐，相距7～8 mm，视具体情况决定。上颌第一磨牙区因有肌肉与颊系带附着，也应做适当修正缓冲。在模型上将下前牙的唇面在近龈乳突平面刻一浅沟，作为唇弓的位置，使下颌唇弓能紧密地与下前牙唇面贴合，唇弓位置太近切缘，下切牙会有明显内倾。根据模型上划出的唇挡颊屏位置，在上颌牙齿和牙槽突的颊面铺隔离蜡，上颌牙弓颊侧面铺蜡厚约3 mm，唇挡区铺蜡厚2～3 mm。下颌模型只需在龈缘处填蜡，下颌牙弓颊侧不铺蜡。

（3）钢丝弯制

1）上颌唇挡间及唇挡与颊屏间用1.0 mm 的不锈钢丝弯制连接丝。

2）下颌唇弓用1.0 mm 的不锈钢丝弯制，放置在下前牙的唇面，从颊屏伸出后即向上转，不须作“V”形曲，但应尽量接近下前牙龈缘，以免下切牙向舌侧倾斜。下颌唇弓的作用是使下颌维持于后退位置。

3）腭弓：用直径1.0 mm 或1.2 mm 的不锈钢丝弯制，但必须绕过上颌最后一个磨牙远中之间横跨腭顶，以不妨碍上颌整体牙列向前移动，腭弓中部也应有小弯曲以供调节。

4）上前牙舌弓丝：用0.7 mm 的锈钢不丝弯制，从两侧颊屏伸出后，在上下颌尖牙和第一前磨牙或第一乳磨牙之间的𬌗间隙至舌侧，不与牙齿接触。

5）𬌗支托：FRⅢ型𬌗支托应放于下颌第一磨牙上，一般不放在上颌第一磨牙上，以使上颌后牙能自由地向下萌出并向前移动，并阻止下颌磨牙伸长增进在下颌的支抗。有时也放在上颌第一磨牙上，但仅限于使前牙𬌗脱离锁结，如果锁结解除，则应立即去除。

(4)矫治器的完成　将弯制好的各钢丝部件,用蜡准确的固定于工作模型上。再用自凝塑料涂塑颊屏和唇挡。但应注意,由于颊屏与下颌接触,为避免黏膜受压,应适当缓冲颊屏组织面与龈缘接触的塑料。涂塑完成后,从模型上取下打磨抛光,唇挡和颊屏的边缘应磨圆。

2. 学生根据示教,独立完成功能调节器Ⅲ型(FRⅢ)的制作,并熟悉其临床应用及功能。

【评定】

评定学生对功能调节器Ⅲ型(FRⅢ)的制作的熟练程度。

功能调节器Ⅲ型(FRⅢ)的制作评分

内容	分值	得分
1. 确定蜡殆关系	3	
2. 修整石膏模型和铺隔离蜡	3	
3. 钢丝弯制	3	
4. 矫治器的完成	1	

学生姓名:　　　　　评分:
班级:　　　　　　　教师签名:
日期:

实训十二　带环的黏固及个别带环的制作

【目的和要求】

1. 会正畸带环的黏固。
2. 会制作个别带环。

【实训内容】

1. 讲解第一恒磨牙带环黏固的要求和方法,并在石膏模型上示教。
2. 实训在石膏模型黏固带环。
3. 实训在石膏模型上制作个别带环。

【实训器材】

石膏模型、玻璃离子黏固粉、调刀、玻璃板、定位器、带环挺、去带环钳、雕刻刀、带环片、电点焊机。

【方法及步骤】

1. 分牙　熟悉分牙的方法和步骤。实训中选择上颌第一磨牙,将其与邻牙片切分开并修正其外形备用。

2. 带环的选择　目前市场上有成品的第一恒磨牙带环,每个牙均有20多种规格

供临床选择。合适的带环应符合以下条件:

(1)带环黏固后不影响咬合。

(2)带环黏固后不影响牙周组织的健康。

(3)黏固后带环颊面管应平分第一恒磨牙的主发育沟。

(4)带环𬌗面边缘应与该牙近远中牙尖顶连线平行。

(5)带环的内侧面与牙面紧密接触。

3. 带环的黏固　正畸临床上常用于黏结带环的黏结剂有磷酸锌黏固粉和玻璃离子黏固粉。

(1)隔离唾液。

(2)酒精棉球消毒需要黏固带环之牙的5个牙面。

(3)吹干牙面。

(4)调和适量的黏结剂置于带环的龈端内侧面,戴入后,用带环挺加压使之完全就位,待干,去除多余的黏结剂。

4. 个别带环的制作　以制作下颌第二前磨牙为例:在石膏模型上去除近远中邻牙,沿牙颈部周围刻去龈缘以下1 mm石膏,在牙表面均匀刻去薄薄的一层,用带环片环绕牙周围一圈,在舌侧重叠1 mm,剪去多余的带环片,取下带环,在电点焊机上电焊带环的重叠处,打磨抛光焊接处,用鹰嘴钳、外廓钳等成型带环使之与牙冠外形吻合。

【评定】

评定学生对带环的黏固及个别带环制作的熟练程度。

带环的黏固及个别带环的制作评分

内容	分值	得分
1. 分牙	2	
2. 带环的选择	2	
3. 带环的黏固	4	
4. 个别带环的制作	2	

学生姓名:　　　　评分:

班级:　　　　教师签名:

日期:

实训十三　方丝弓托槽黏结技术

【目的和要求】

1. 能说出方丝弓托槽的正确位置。

2. 会黏结方丝弓托槽。

【实训内容】

1. 讲解方丝弓托槽的种类和结构。

2. 示教在石膏模型上黏结方丝弓托槽。

3. 实训方丝弓托槽的黏结方法。

【实训器材】

石膏模型、黏结剂、50%磷酸溶液、氧化锌黏固粉、定位器、杯状橡皮轮、持托槽镊、红蓝铅笔、调刀、玻璃板等。

【方法与步骤】

1. 清洁牙面　在准备黏着托槽的牙面上清除牙石及软垢后，以杯状橡皮轮用细浮石粉清洗牙面，以清水冲洗并吹干。

2. 牙面酸蚀处理　用浸透50%磷酸溶液的吸水棉纸片或小薄棉花片，贴敷在已清洁干燥好的牙面上，酸蚀60～90 s，除去棉片，用清水冲洗牙面并吹干，此时酸蚀后的牙面失去光泽呈白垩状，准备黏结托槽。

3. 托槽的定位　方丝弓托槽的高度是指由牙尖或切缘至托槽槽沟的𬌗向底面间的距离。用十字形定位器在要黏结托槽的牙面上自切缘或牙尖测量高度，并用铅笔做标记，以确定托槽黏结位置，托槽的位置必须正确，否则会影响矫治的结果。

托槽的近远中位置，即托槽的中心与牙冠的唇，颊面中心应一致。

4. 黏结剂的调制　国内使用的黏结剂种类较多，可按各类黏结剂的不同成分及要求去调制，有偶连剂者则先调制偶连剂，用小棉球或塑料棒蘸后涂于牙面上，然后再调制糊状黏结剂备用。

5. 方托槽黏结　直接黏结是将托槽单个分别的黏着在牙面上。黏结时将调制好的黏结剂少许置于托槽带有网格的组织面上，然后用镊子将托槽黏结于牙面已测定的正确位置上，并稍加以压力，在黏结剂未开始固化前若托槽放置位置不当，可稍做调整，但一旦黏结剂开始固化后，则不能移动托槽的位置，否则会造成黏着失败，影响黏结效果。在黏结剂未完全固化前用探针将托槽周围多余的黏结剂除去，以免固化后不易清除而影响牙周健康，有时还会导致托槽经受振动而脱落。黏结剂在1～2 min开始固化，3～5 min则完全固化，故操作时力求迅速准确。

6. 弓丝弯制　托槽黏结完成，即可依据𬌗类型安放不同性质的弓丝。

7. 托槽的去除　可用对刃的正畸切断钳钳住托槽基底取下，去除后应及时将剩余在牙面上的黏结剂去除，注意勿损害牙面釉质。

【注意事项】

1. 本实训是在石膏模型上制作，故模拟临床操作，牙面酸蚀处理可省略，黏结剂可用氧化锌黏固粉，水果糖或熔蜡取代。

2. 托槽的黏结有直接黏结法和间接黏结法两种。本实训是临床上常用的直接黏结法。

【评定】

评定学生对方丝弓托槽黏结技术的熟练程度。

方丝弓托槽黏结技术评分

内容	分值	得分
1. 清洁牙面	1	
2. 牙面酸蚀	2	
3. 托槽定位	2	
4. 黏结剂的调制	1	
5. 方丝托槽黏结	2	
6. 弓丝弯制	1	
7. 托槽的去除	1	

学生姓名：　　　　评分：
班级：　　　　　　教师签名：
日期：

实训十四　直丝弓托槽黏结技术

【目的和要求】

1. 能说出直丝弓托槽的正确位置。

2. 会黏结直丝弓托槽。

【实训内容】

1. 讲解直丝弓托槽的种类和结构。

2. 示教在石膏模型上黏结直丝弓托槽。

3. 实训直丝弓托槽的黏结方法。

【实训器材】

石膏模型、黏结剂、50%磷酸溶液、氧化锌黏固粉、定位器、杯状橡皮轮、持托槽镊、红蓝铅笔、调刀、玻璃板等。

【方法与步骤】

1. 清洁牙面　在准备黏着托槽的牙面上清除牙石及软垢后，以杯状橡皮轮用细浮石粉清洗牙面，以清水冲洗并吹干。

2. 牙面酸蚀　处理用浸透50%磷酸溶液的吸水棉纸片或小薄棉花片，贴敷在已清洁干燥好的牙面上，酸蚀60～90 s，除去棉片，用清水冲洗牙面并吹干，此时酸蚀后的牙面失去光泽呈白垩状，准备黏结托槽。

3. 托槽的定位　直丝弓矫治器以临床牙冠中心定位托槽。

(1)在石膏模型上确定临床牙冠的高度。

(2)根据牙齿的实际状况如咬合面及切缘的磨耗、缺损等进行实际的调整。

(3)顺牙齿长轴的方向进行托槽的定位。

4. 黏结剂的调制　国内使用的黏结剂种类较多,可按各类黏结剂的不同成分及要求去调制,有偶连剂者则先调制偶连剂,用小棉球或塑料棒蘸后涂于牙面上,然后再调制糊状剂备用。

5. 托槽黏结　直接黏结是将托槽单个分别的黏着在牙面上。黏结时将调制好的黏结剂少许置于托槽带有网格的组织面上,然后用镊子将托槽黏结于牙面已测定的正确位置上,并稍加以压力,在黏结剂未开始固化前若托槽放置位置不当,可稍做修整,但一旦黏结剂开始固化后,则不能移动托槽的位置,否则会造成黏着失败,影响黏结效果。在黏结剂未完全固化前用探针将托槽周围多余的黏结剂除去,以免固化后不易清除而影响牙周健康,有时还会导致托槽经受振动而脱落。黏结剂在 1 ~2 min 开始固化,3 ~5 min 则完全固化,故操作时力求迅速准确。

6. 弓丝弯制　托槽黏结完成,即可依据殆类型安放不同性质的弓丝,不在此实训中叙述之。

7. 托槽的去除　可用对刃的正畸切断钳钳住托槽基底取下,去除后应及时将剩余在牙面上的黏结剂去除,可用洁治器或细砂石,注意勿损害牙面釉质。

【注意事项】

1. 本实训是在石膏模型上制作,故模拟临床操作,牙面酸蚀处理可省略,黏结剂可用氧化锌黏固粉,水果糖或熔蜡取代。

2. 托槽的黏结有直接黏结法和间接黏结法两种。本实训是临床上常用的直接黏结法。

【评定】

评定学生对直丝弓托槽黏结技术的熟练程度。

直丝弓托槽黏结技术评分

内容	分值	得分
1. 清洁牙面	1	
2. 牙面酸蚀	2	
3. 托槽定位	2	
4. 黏结剂的调制	1	
5. 直丝托槽黏结	2	
6. 弓丝弯制	1	
7. 托槽的去除	1	

学生姓名:　　　　　评分:
班级:　　　　　　　教师签名:
日期:

实训十五　固定矫治器的弓丝弯制

【目的和要求】

1. 能说出方丝弓矫治器各种弹簧曲和三种序列弯曲的功能。

2. 会弯制方丝弓矫治器各种弹簧曲和三种序列弯曲。

【实训内容】

1. 讲解方丝弓矫治技术常用的各种弹簧曲及三种序列弯曲。

2. 示教用直径 0.4 mm 不锈钢丝弯制各种弹簧曲及第一、第二序列弯曲，用 0.457 2 mm×0.635 mm(0.018 英寸×0.025 英寸)的不锈钢丝弯制第三序列弯曲。

3. 实习弯制各种弹簧曲及三种序列弯曲。

【实训器材】

细丝钳、细丝切断钳、方丝弓成形器、转矩钳、0.4 mm 正畸钢丝、0.457 2 mm×0.635 mm(0.018 英寸×0.025英寸)不锈钢丝、记号笔。

【方法及步骤】

(一)各类弹簧曲的弯制

(1)垂直开大曲　用直径为0.4 mm 左右的不锈钢丝弯制，每个曲的高度为 7 mm 左右，宽 1.5 mm 左右，曲一般位于两个邻牙之间，每两个曲为一个加力单位。要求弯制好的具有多个垂直开大随的弓丝平整。

(2)垂直带圈开大曲　用直径为0.4 mm 左右的不锈钢丝弯制，曲的高度、宽度及要求同垂直开大曲；其圈的直径为 1.5 mm。

(3)闭合垂直曲　弯制及要求同垂直开大曲。

(4)闭合带圈垂直曲　用直径为0.4 mm 不锈钢丝弯制。曲高 7 mm，宽 2 mm，小圈直径 2 mm，要求弯制好的具有闭合带圈垂直曲之弓丝平整。

(5)水平曲　用直径为0.4 mm 左右不锈钢丝弯制。水平曲高 4 mm，曲长 8 mm，曲宽 2 mm，要求弯制好的具有水平曲的弓丝平整。

(6)T 形曲　用直径为 0.4 mm 左右不锈钢丝弯制。T 形曲高 5 mm，长 11 mm，T 形之横曲宽 2.5 mm，T 形之竖曲宽 2 mm，弯制完成后，要求弓丝平整。

(7)泪滴状曲　用直径为0.4 mm 左右不锈钢丝弯制。曲的高度为7 mm 左右，曲的龈端宽 3 mm 左右，位于槽沟端呈闭合状。要求弯制好的具有泪滴状曲的弓丝平整。

(8)正轴作用匣形曲　用直径为 0.4 mm 左右不锈钢丝弯制。曲高 8 mm，宽 8 mm。正轴部一端高 4 mm，弯制好的弓丝要求平整。

(9)垂直作用匣形曲　用直径为0.4 mm 不锈钢丝弯制。曲高及宽均为 8 mm，要求弯制好的弓丝平整。

(10)欧米茄曲　用直径为 0.4 mm 不锈钢丝弯制。曲的直径为 2 ~2.5 mm，要求弯制好的弓丝平整。

(11)小圈曲　用直径为 0.4 mm 不锈钢丝弯制。圈的直径为 2 mm 左右，要求弯制好的多个小圈曲的弓丝平整。

以上各曲也可以在方形弓丝上弯制。

(二)弓丝的序列弯曲

1. 第一序列弯曲

(1)上颌　用直径0.4 mm不锈钢丝先弯制成与预成弓丝图形完全一致,且完全平整的弓丝。

1)在两侧中切牙与侧牙间弯制内收弯。

2)在两侧侧切牙与尖牙间弯制外展弯。

3)在两侧第二前磨牙与第一恒磨牙间弯制外展弯。

4)弓丝末端作舌向弯曲。

要求:完成以上序列弯曲的上颌弓丝完全平整,置于玻璃板上时紧贴无间隙,弓丝上各内收、外展左右对称。

(2)下颌　用直径0.4 mm不锈钢丝先弯制成与预成弓丝图形完全一致,且完全平整的弓丝。要求弓丝前牙部分弧形离开弓形图1 mm,以适应上下前牙间的正常覆𬌗覆盖关系,以达到上下弓丝的协调一致。

1)在两侧侧切牙与尖牙间弯制外展弯。

2)在两侧第一前磨牙近中面向后0.5 mm处弯制外展弯。

3)在两侧第二前磨牙与第一恒磨牙邻接面后移1 mm处弯制外展弯。

4)弓丝末端作舌向弯曲。

要求:具有以上序列弯曲的下颌弓丝完全平整,左右对称。将具有第一序列弯曲的上下颌弓丝前后套置,上颌弓丝在前,下颌弓丝在后,检查上下弓丝是否对称一致,互相协调。

2. 第二序列弯曲

(1)上颌弓丝

1)在弯有第一序列弯曲的上颌弓丝上的第一前磨牙区弯制后倾弯。

2)在第二前磨牙区弯制后倾弯。

3)在两侧第一恒磨牙区弯制后倾弯。

4)在弓丝末端弯制末端后倾弯。

5)在切牙区弯制切牙轴倾弯。

(2)下颌弓丝

1)在具有第一序列弯曲的下颌弓丝两侧第一前磨牙区弯制后倾弯。

2)在两侧第二前磨牙区弯制后倾弯。

3)在两侧第一恒磨牙区弯制后倾弯。

4)在弓丝末端弯制末端后倾弯。

3. 第三序列弯曲。第三序列弯曲需在方形弓丝上才能完成。

(1)上颌弓丝　用0.457 2 mm×0.635 mm(0.018英寸×0.025英寸)或0.482 6 mm×0.635 mm(0.019英寸×0.025英寸)方形弓丝在弓丝成形器上弯制成具有上牙弓形态的初步弓丝,再按预成弓形图,调整为标准弓丝后弯制第一、第二序列弯曲。

1)在具有第一、第二序列弯曲的上颌弓丝的前牙区弯制根舌向转矩。

2)在两侧第二前磨牙及第一恒磨牙区弯制根颊向转矩。

(2)下颌弓丝　用 0.457 2 mm×0.635 mm(0.018 英寸×0.025 英寸)或 0.482 6 mm×0.635 mm(0.019 英寸×0.025 英寸)方形弓丝在弓丝成形器上弯制成具有下牙弓形态的初步弓丝,再按预成弓形图调整为标准弓丝,然后按要求弯制成具有第一、第二序列弯曲的下颌弓丝。

1)于下前牙区弯制根舌向转矩。

2)于下第二前磨牙及第一恒磨牙区弯制根舌向转矩。

【评定】

评定学生对固定矫治器的弓丝弯制的熟练程度。

固定矫治器的弓丝弯制评分

内容	分值	得分
1. 各类弹簧曲的弯制	4	
2. 序列弯曲的弯制		
第一序列弯曲	2	
第二序列弯曲	2	
第三序列弯曲	2	

学生姓名:　　　　评分:

班级:　　　　教师签名:

日期:

实训十六　保持器的制作

【目的和要求】

1. 能说出 Hawley 保持器和透明保持器的结构。
2. 会制作 Hawley 保持器和透明保持器。

【实训内容】

1. 教师介绍 Hawley 保持器和透明保持器的结构及制作要点。
2. 学生独立完成 Hawley 保持器和透明保持器的制作。

【实训器材】

Hawley 保持器和透明保持器模型及挂图,上颌牙列石膏模型、真空压膜成型机,硬质压膜塑料片,直径 0.7 mm 及 0.9 mm 不锈钢丝,红蓝铅笔,尖头钳,日月钳,蜡刀,红蜡片,温室固化型塑料,分离剂,砂石针等。

【方法及步骤】

1. Hawley 保持器的制作

(1)修整石膏模型,用红蓝铅笔画出单臂卡环、双曲唇弓及基托的位置。

(2)用直径 0.9 mm 不锈钢丝于最后磨牙上弯制单臂卡环,卡环的游离端位于近中。

(3)用直径 0.7 mm 不锈钢丝弯制双曲唇弓,钢丝于尖牙和第一前磨牙之间转向舌侧形成连接体。

(4)在石膏模型上基托的位置范围内薄而均匀地涂布分离剂。

(5)用蜡将卡环及双曲唇弓在唇颊侧固定在石膏模型上。

(6)调和室温固化型塑料,于稀糊期开始糊塑于模型上制作塑料基托。

(7)凝固后,打磨、抛光,完成制作。

2. 透明保持器的制作

(1)取印模,灌石膏。

(2)修整模型:待石膏模型干后修整模型,去除硬腭及舌底部分,最好使其呈"U"形。

(3)在成型机上放置硬质压膜塑料片片,夹紧,抬至加热处。将做好的模型放到真空机成型机真空吸盘上。

(4)用真空机加热器对硬片加热。

(5)待压膜加热凹陷至 2 ~ 3 cm 时(凹陷越深,保持器会越薄),将加热器关闭,迅速将其下移到模型上,直到完全入位,立即用真空机抽吸 15 ~ 20 s 以确保成型。待模片变凉后将其取下。

(6)用剪刀将多余的修剪掉,或用车针直接沿龈缘下 2 ~ 3 mm 将其磨下,修整边缘,保留牙龈缘下 0.5 ~ 1 mm。

(7)打磨、抛光透明保持器边缘,完成制作。

【评定】

评定学生对保持器制作的熟练程度。

保持器的制作评分

内容	分值	得分
1. Hawley 保持器	5	
2. 透明保持器	5	

学生姓名: 评分:

班级: 教师签名:

日期:

第九章　口腔预防医学

实训一　口腔健康调查(一)

【目的和要求】

1. 学会口腔健康调查的临床检查方法。

2. 能进行口腔健康调查。

3. 学会口腔健康调查的方案设计。

【实训内容】

1. 复习口腔健康调查的基本理论

(1)常用的几种调查方法　普查、抽样调查、预调查、捷径调查。

(2)调查方案的设计　样本含量的确定、抽样调查的原则、调查表格的设计、方法和标准的选择。

(3)调查的质量控制　随机误差和偏性、标准一致性检验方法(校准试验和重复试验)。

2. 学习口腔健康调查的临床检查标准和方法。

3. 学习调查标准一致性的检验方法。

【实训器材】

CPI 牙周探针、平面口镜、镊子、调查表格、铅笔、橡皮和垫板。

【方法和步骤】

1. 由带教老师以小讲课方式完成理论复习。

2. 由带教老师以示教方式进行临床口腔健康检查和调查表格的填写,注意老师的操作程序和检查者与记录员的配合。

3. 同学三人一组进行练习(受检者、检查者和记录员,依次轮流互相交替),检查项目为龋病(恒牙 DMF 和乳牙 dmf)、牙周疾病(CPI 指数)。

(1)龋病检查顺序　按顺时针方向检查口腔 4 个象限,即右上→左上→左下→右下。探诊要注意牙体色、形、质的改变,即牙齿的窝沟点隙或光滑面有明显的龋洞,或明显的釉质下破坏,或明确的可探及软化洞底或洞壁的病损者即诊断为龋。对于白垩色的斑点;牙冠上变色或粗糙的斑点,用 CPI 探针探测未感觉组织软化;釉质表面点隙裂沟染色,但无肉眼可见的釉质下潜行破坏,CPI 探针也没有探到洞底或沟壁有软化;

中度到重度氟牙症所造成釉质上硬的、色暗的凹状缺损；牙釉质表面的磨损；没有发生龋损的楔状缺损；以上均不诊断为龋。每颗牙的 5 个面（前牙 4 个面）都要检查到。混合牙列的检查要注意区分乳牙和恒牙及填写表格时记录符号的不同。

（2）牙周检查次序　按 CPI 指数所要求的六个区段进行：右上后牙区段→上前牙区段→左上后牙区段→左下后牙区段→下前牙区段→右下后牙区段。

探诊：CPI 的探诊是探查有无牙周袋并决定其深度和发觉牙结石及牙龈出血情况。探诊力量应在 25 g 以下，简单测试方法是将 CPI 探针插入指甲沟内，轻轻压迫显示指盖发白且不造成疼痛和不舒服的感觉为适宜力量。探诊的方法是将 CPI 探针插入到龈沟底或袋底沿沟底作上牙向上下牙向下探诊，如自第二磨牙远中颊沟探到近中沟，再对舌（腭）侧龈沟作探诊。一个区段的指数牙检查完后再观察有无出血情况，因出血情况有时出现在探诊后 10～30 s。如果在一个区段内第一次探诊就发现牙周袋深度 5.5 mm 以上（计分 4），则该区段不需作第二次探诊。指数牙探诊后最深牙周袋深度在 3.5 mm 以上，5.5 mm 以下者计分为“3”；如果没有牙周袋，只发觉有牙结石及牙龈出血，则计分为“2”；若只有牙龈出血则计分为“1”；总之每个区段是按最重情况计分。

4. 选 15 名年龄在 10～15 岁的中小学生或实习同学作为受检者，带教老师为参考检查者，其他同学为检查者，依次做龋齿检查。将检查结果代入 Kappa 值计算公式统计，可靠度不合格（Kappa 值在 0.4 以下）的同学重新学习龋齿检查标准，再做检查。

		参考检查者		
		龋	非龋	合计
检查者A	龋	a	b	p_1
	非龋	c	d	q_1
		p_2	q_2	

K（Kappa）值计算公式：　$K=\dfrac{2(ad-bc)}{p_1q_2+p_2q_1}$

a、d 为检查者 A 与参考检查者检查结果一致的牙数；

b、c 为二者检查结果不一致的牙数

p_1、p_2、q_1、q_2 为各项的合计。

5. 老师做单元小结，有针对性地对同学中出现的问题进行分析和讲解。

【注意事项】

需要注意的是，在牙齿萌出过程中的假性牙周袋以及 30 岁以下的人因牙龈增生致假性牙周袋均不作为牙周袋深度。

【评定】

评定学生对口腔健康调查基本理论及检查方法的掌握程度。

口腔健康检查评分

内容	分值	得分
1. 常用的几种调查方法	3	
普查、抽样调查、预调查、捷径调查		
2. 调查方案的设计	3	
调查表格的设计、方法和标准的选择		
3. 调查的质量控制	2	
4. 学习口腔健康调查的临床检查标准和方法	1	
5. 学习调查标准一致性的检验方法	1	

学生姓名：　　　　　　评分：

班级：　　　　　　　　教师签名：

日期：

实训二　口腔健康调查(二)

【目的要求】

1. 学会调查表格的使用方法。

2. 学会不同人群龋病、牙周疾病的患病状况及分布规律的方法。

【实训内容】

社区口腔健康调查。

【方法和步骤】

1. 带教老师选择并联系好社区和受检对象，最好是在小学校检查 6～12 岁儿童（乳恒牙混合牙列）。

2. 调查可以是全校普查，也可以是每个年级检查 1～2 个班的学生，还可以是指示年龄组的抽样调查，例如调查 6 岁、9 岁、12 岁年龄组。

3. 每两位同学为一组，相互交替作检查者和记录者。

4. 老师安排好检查现场的组织工作，有人负责发放调查表并登记一般项目，有人负责安排受检者顺序接受检查。

5. 每组同学检查完一个受检者后，要认真核对检查表上每个检查项目是否填写完全，记录符号是否准确无误。

6. 口腔检查中遇有无法判断和解决的问题，及时请老师指导和帮助。

【注意事项】

提前预习实训教程和复习上一次的实训内容，检查对象如果是少年儿童，其耐受力较差，应态度和蔼耐心，检查动作轻柔，争取受检者的合作。

【评定】

评定学生对口腔健康调查临床检查方法的掌握程度。

学生对口腔健康调查临床检查方法评分

内容	分值	得分
1. 学生口腔健康调查的现场组织安排能力	5	
2. 调查表格的使用方法	3	
3. 口腔检查方法	2	

学生姓名：　　　　评分：

班级：　　　　教师签名：

日期：

实训三　口腔健康调查资料的统计与分析

【目的要求】

1. 学会医学统计的基本概念和常用指标。

2. 能进行口腔健康调查资料的数据归纳与整理。

3. 学会口腔健康调查资料的统计与分析。

【实训内容】

1. 复习医学统计的基本概念和常用指标

(1)同质与变异　同质观察单位之间的个体变异是生物的重要特征，它是由机体内外环境中多种因素的综合影响造成的，统计的任务就是在同质分组的基础上，通过对个体变异的研究，透过偶然现象，反映同质事物的本质特征和规律。

(2)总体与样本　直接研究总体耗费人力和财力很大，有时是不可能的和不必要的，实际中常随机抽取一定量的样本来推断总体，这种抽样研究是常用的和极其重要的科学研究方法。

(3)抽样误差　样本与总体的误差称为抽样误差。抽样误差是不可避免的，但抽样误差是可以控制的。抽样误差越小，用样本推断总体的精确度就越高，反之亦然。

(4)概率　是描述某事件发生的可能性大小的一个度量。随机事件的概率介于0与1之间。概率越接近1，表明某事件发生的可能性越大；概率越接近0，表明某事件发生的可能性越小。医学统计的许多结论都是带有概率性的。

2. 医学统计常用指标

(1)平均数与标准差　平均数是反映一组观察值的平均水平和集中趋势，如龋均(DMFT)。标准差是说明一组观察值的变异程度，标准差常与平均数一起使用以表明其变异程度。

(2)标准误与可信区间　标准误是用来表示抽样误差的大小。只要是随机样本，其样本均数(率)围绕总体均数(率)呈正态分布或近似正态分布便可以样本均数(率)与标准误对总体均数作出区间估计。95%或99%可信区间即总体均数(率)有95%或99%的概率(可能性)在此区间范围内。

(3)相对数　率是用来说明某种现象发生的频率，如患龋率。构成比是用来说明某事物内部各构成部分所占的比重,如龋、失、补的牙数各占龋齿总数的百分比。

(4)显著性检验　可分为计量资料和计数资料的显著性检验。两个以上抽样样本结果之间的差异是抽样误差所致,还是确实存在本质差别,判断的方法就是用显著性检验。常用的有 t 检验、u 检验和 X^2 检验。

3. 口腔健康调查资料的数据归纳与整理

(1)合理分组　就是在同质的原则下,用明确的指标将全部调查资料按照设计好的整理表进行归纳与整理(例表见教科书)。

(2)整理方法　有手工整理和计算机录入两种方法。手工整理可以使用过录卡或整理表用分卡法或划卡法进行。

4. 口腔健康调查资料的统计与分析。

【实训器材】

计算器、过录卡、整理表和统计表。

【方法和步骤】

1. 同学以组为单位将第一、二单元实习后的调查资料进行统计,要求计算:①患龋率、龋均、龋面均和龋失补构成比;②CPI 指数、牙结石检出平均区段数。

2. 老师检查同学的统计结果是否正确,然后进行小结。

【注意事项】

对数据的处理应持严肃、认真和实事求是的科学态度,对数理统计公式只要求了解其意义、用途和应用条件,不必深究其数学推导。

【评定】

评定学生对上述两项实训报告的完成情况。

口腔健康调查资料的统计与分析评分

内容	分值	得分
1. 完成资料的归纳和整理	4	
2. 按要求统计数据结果	3	
3. 评定学生对上述两项实训报告的完成情况	3	

学生姓名:　　　　评分:

班级:　　　　教师签名:

日期:

实训四　口腔健康调查资料的统计与分析

【目的和要求】

1. 能进行调查资料的汇总和结果的分析。

2. 学会了书写简单的口腔健康调查报告。

【实训内容】

1. 将上次实习资料统计的结果和老师准备好的另一份资料或上一届同学的实习资料进行统计与分析，要求计算：①计量资料的显著性检验；②计数资料的显著性检验。

2. 拟写口腔健康调查报告：调查报告是整个调查工作的总结，它全面概括调查工作的过程，充分反映调查的结果及其价值，体现调查者的科学态度。因此，调查报告也是调查工作的重要环节，通过交流促进口腔健康工作的开展。在写调查报告时，按所需的要求确定报告的详细程度，例如在科学杂志上发表就要比较精炼简洁。调查报告应由以下几部分组成。

(1) 调查目的　是调查报告的开始部分，用不多的文字简洁明确地说明调查目的和所采取的方法。

(2) 取材及方法　这部分主要是说明所用的器材、方法和调查工作的基本过程，以及凡是影响调查结果的各种条件和因素都要在报告中提出，通常包括以下内容。

1) 取材　应说明调查的地区、范围和对象的情况。

2) 收集资料的性质　调查资料的类型，特殊疾病的情况都在报告中作详细的说明。

3) 收集资料的方法　是用调查表或是口头询问还是临床检查，以及所使用的检查器械和现场调查的安排，例如所采用的光源等，报告中需作扼要介绍。

4) 抽样方法　必须说明所采用的是何种抽样方法，样本含量，样本占总体的比例以及样本对所研究总体的代表程度。在抽样时遇到的任何问题都应在报告中有所反映。

5) 统计分析和计算程序　从原始资料整理后得出的最后总结表，在表后应简要说明统计的方法或指出参考资料，有助于分析和判断结果的正确与否及其价值。

6) 调查结果的可靠性　应说明参加调查的人数、业务水平、接受培训的情况，在调查前对检查者使用标准一致性的检查情况，检查者之间的校准试验以及调查中的重复试验结果，都应在报告中说明其误差程度的大小，以便对资料作出恰当的评价。

(3) 结果　这是整个调查报告的主体部分，其质量的高低，主要由这部分内容的科学性和准确性而决定。要求指标明确，数据准确，内容充实，并通过统计表、曲线图等，结合文字分别描述。如果图表太多可作为附件放在文后，但这些图表应当标志得很清楚，使读者不需要参阅正文就能理解。调查者的议论、评价以及前人的调查报告等均不应掺杂进去。

(4) 讨论　这部分内容是从理论上分析和综合所得的结果，通过对资料多方面探讨，也是对结果进一步的补充说明。因此，讨论的目的应当是：

1) 说明调查结果与调查目的符合程度。

2) 经过分析和比较，应突出特别有意义的结果，以说明本调查的价值和意义。

3) 在阐明某些结果或在制订计划上对今后工作提出建议。

(5) 结论　这是报告的最后部分，其文字应简洁，观点明确，概括出调查结果和讨论分析后的认识，使人们对本调查的内容和结果有一个大概的了解。

(6) 摘要　报告内应包括一个简短的摘要，高度概括调查的主要内容。即用较少的文字，表达尽可能多的内容，但要正确明了地反映报告的精神和重点。其内容应包括调查的目的、时间和地点，检查人数以及在两三个年龄组中关于龋齿，牙周疾病的几个重要结果。例如患龋率，龋均或牙龈炎，牙结石和牙周病的情况等。任何特殊或意外发现在摘要里也应要反映。

【实训器材】

计算机（器）和统计资料。

【方法和步骤】

1. 老师讲解口腔健康调查报告的文章结构和写作要点。

2. 同学以小组为单位将健康调查和统计分析的结果写成调查报告。

3. 交流各组调查报告，讨论调查报告的长处与不足。

【评定】

评定学生对口腔健康调查资料处理情况的掌握程度。

口腔健康调查资料的统计与分析评分

内容	分值	得分
1. 完成资料的归纳和整理	3	
2. 按要求统计数据结果	3	
3. 评定学生对调查资料的汇总和	2	
4. 评定学生拟写口腔健康调查报告的掌握程度	2	

学生姓名：　　评分：

班级：　　教师签名：

日期：

实训五　口腔健康教育与促进（问卷调查与社区咨询）

【目的要求】

学会了口腔健康教育的监测与评价方法。

【实训内容】

1. 调查问卷的设计、内容和预期目的。

2. 社区不同人群的问卷调查。

3. 统计分析调查问卷的结果。

4. 开展社区口腔健康咨询活动。

【实训用品】

口腔检查器械，口腔保健用品（牙刷、牙膏、牙线等），宣传用品（宣传板、挂图、宣传小册子、模型等）。

【方法和步骤】

1. 观察行为的变化,一般多采用选择式、填空式、答题式的问卷进行调查。问卷调查的抽样方法均应遵照流行病学调查原则。老师与同学一起就以下几方面讨论如何实施口腔健康问卷调查。

(1)问卷调查设计原则

1)根据调查目的,假设提出的问题与目标相符。

2)被调查者能看懂、能回答、有兴趣、愿意回答,题量能在10~15 min答完。

3)预先确定统计分析的性质与方法。

4)布局合理,结构完整,排列有序,先易后难。

(2)调查项目、内容　由于人群中口腔健康知识、信念、态度与行为直接受到文化教育、经济收入、生活水平、生活习惯及传统观念的影响,因此应针对不同人群设计相应的调查项目和内容。

1)题型结构　常采用闭卷型,提供答案选择,常用方法为二分法,多项选择,顺序排列。结构分为问题部分和一般情况。

• 问题部分　　A 事实性问题:一般特征
　　B 态度性问题:喜欢不喜欢
　　C 理由性问题:为什么

• 一般情况　问卷说明,编码,被调查者一般特征等。

2)问卷内容　围绕主题,确定总体调查思路,分为社会环境因素与个人特征因素。

• 社会环境因素　包括自然生态环境,家庭生活环境,预防口腔保健服务,健康教育状况,口腔保健用品供应,家庭经济收入等。

• 个人特征因素　一般个人特征,个人生活方式,个人嗜好(零食、烟、酒等),个人卫生行为与习惯,个人饮食习惯与营养状况,个人卫生知识、技能、价值观念与实践等。

根据调查问卷的总体思路,具体内容由以下几个部分组成:

• 个人背景资料　一般情况与口腔健康调查表相同。增加出生地点、籍贯、在本地居住年限、学龄前居住地点、家庭人口、家庭经济收入、个人文化程度、职业。

• 口腔卫生知识和健康意识　牙刷与牙膏的选择、氟化物的防龋作用、牙列(义齿)情况、牙菌斑、龋齿和牙周疾病。

• 口腔卫生实践(行为与习惯)　刷牙频数、方法和习惯,饮食习惯,个人嗜好(零食、烟酒等),其他口腔卫生习惯。

• 口腔健康状况自我评估　口腔健康的问题、影响、处理。

• 口腔保健服务利用与口腔健康教育　就医就诊情况、原因、次数、费用、结果、健康信息渠道、频数、希望与要求等。

(3)问题的难易度　提出的问题应有难易程度的差异,要有常识性问题,也要有比较深的问题。对于比较深的问题,可能回答不了或答错都没有关系,因为通过口腔健康教育将会改变人们的口腔健康知识、信念、态度与行为。经过再调查可以观察出前后的变化。如果问题都比较一般,以后再调查就观察不出经过口腔健康教育之后的变化。另外,要对某些专业词汇作简明通俗的解释。

(4)调查方法　在人群相对集中的地方,问卷调查应尽可能采取集中自填为主,当场发卷,立即回答,当场收卷的方式,不准讨论,在学校采取监考式答卷。在人群分散和文化程度低的地方,可采取调查者与被调查者一对一的方式,在调查者得到被调查者确切回答后再帮助选填,但应尽可能地减少诱导性误差。

(5)质量控制　集中答卷时,往往容易出现漏题现象,可采取由调查者统一念题,逐题回答。对于有的被调查者不明题意时,可重读两遍,必要时可作与题意一致的解释,但不能诱导或暗示答案。问卷调查前,不要给被调查者宣传口腔卫生保健知识。

2. 针对不同人群,同学分组开展问卷调查活动。要注意:

(1)让所有被调查者在答卷前应心情比较平静,不要在注意力不能集中的情况下回答问题。例如,学生在较大的活动前(运动会、郊游等)、节假日前和考试前。因为心情比较激动,全部精力均不在回答问卷上,多把填写问卷作为额外负担,对回答问题反感或漫不经心,造成回答问题误差大,不能真正代表本人所具有的口腔健康知识、信念、态度与行为。

(2)为防止问卷中某些知识性较强的问题的正确答案在被调查人群中提前传播,调查者不能单独泄露正确答案。即使对已回答完毕的被调查者,如果整体调查没有结束,也不能随意告诉正确答案。

3. 问卷调查活动结束后,在现场或回驻地应检查调查问卷的回答填写情况,发现漏卷(如漏题、选填不明确等)应及时补上,避免废卷,以便下一步的统计分析。

4. 统计分析调查问卷,并将结果写成调查报告。

5. 老师带领同学到社区公共场所开展口腔健康咨询活动。

【注意事项】

在口腔健康教育与促进活动中要有科学严谨的态度,喜闻乐见的形式和通俗易懂的方法。尊重对方,以朋友的方式而不是以教育者的面目与之交流看法和讨论问题。

【评定】

评定学生对问卷调查的掌握情况。

问卷调查评分

内容	分值	得分
题型结构	3	
问卷内容	3	
问题的难易度	2	
调查方法	2	

学生姓名:　　　　评分:

班级:　　　　教师签名:

日期:

实训六　口腔健康教育与促进

【目的和要求】

1. 学会口腔健康教育和促进的原则。

2. 学会进行口腔健康教育和促进的方法。

【实训内容】

1. 编写口腔卫生科普文章和宣传材料。

2. 练习讲授口腔健康知识讲座和预防口腔保健常识课。

【实训器材】

电教设备、牙模型、宣传资料等。

【方法和步骤】

1. 同学每人编写一份口腔卫生科普文章或宣传材料。

2. 集体观摩口腔健康教育科普录像带。

3. 以社区不同人群为对象上一堂预防口腔保健常识课或讲授一次口腔健康知识讲座(每组出一名同学主讲)。

如下题目可供参考:

(1)氟化物与龋病预防。

(2)窝沟封闭与龋病预防。

(3)正确有效的刷牙方法。

(4)保健牙刷与含氟牙膏。

(5)牙线和牙签的使用方法。

(6)保护六龄牙的重要性。

(7)牙菌斑的危害。

(8)老年人的口腔保健。

(9)饮食营养与口腔保健。

(10)口腔健康与全身健康。

4. 老师在本单元结束时作讲评小结。

【评定】

评定学生对口腔健康的掌握情况。

口腔健康调查资料的统计与分析评分

内容	分值	得分
1. 完成资料的归纳和整理	3	
2. 按要求统计数据结果	3	

续表

内容	分值	得分
3. 评定学生口腔健康咨询和科普宣传能力	2	
4. 评定学生科普文章的写作水平	2	

学生姓名：　　　　评分：

班级：　　　　教师签名：

日期：

实训七　自我口腔保健

【目的和要求】

学会并掌握正确的刷牙方法及牙线、牙签的使用。

【实验内容】

1. 各种刷牙方法：Bass 刷牙、旋转刷牙法、生理刷牙法等。

2. 牙线、牙签的使用。

3. 刷牙效果的检查方法及效果判断。

【实验用品】

菌斑显示剂、𬌗模型、仿头模、牙刷、牙线、牙签、口杯、面镜。

【实验步骤】

1. 教师演示　将学生每 15 ~ 20 人分成一组，由指导老师讲解并演示菌斑染色、各种刷牙方法、牙线与牙签的使用方法。

2. 学生练习

(1) 菌斑染色　先用清水漱口以清水食物残渣，在用小棉球或棉签将菌斑显示剂轻轻涂布于各个牙面，1 min 后漱口。检查牙面，菌斑附着的地方将被染色。

(2) 刷牙　学生自我练习实践各种刷牙方法，如 Bass 刷牙法、旋转刷牙法、生理刷牙法和垂直颤动刷牙法。

(3) 牙线的使用　使用方法见本教材第四章。

(4) 牙签的使用　牙签的尖端朝向冠方，以 45°角顺唇面滑至牙间隙，上牙向下外侧剔拔。

(5) 检查刷牙效果　刷牙后再次进行菌斑染色，以检查刷牙效果。

【评定】

评定学生对 Bass 刷牙方法掌握情况。

正确的刷牙方法及牙线、牙签的使用评分

内容	分值	得分
1. 菌斑染色：先用清水漱口以清水食物残渣	2	
2. Bass 刷牙法	2	
3. 牙线的使用	2	
4. 牙签的使用	2	
5. 检查刷牙效果	2	

学生姓名：　　　评分：

班级：　　　教师签名：

日期：

实训八　龋病预防（窝沟封闭、无创修复治疗与氟防龋措施）

【目的和要求】

1. 学会并加深对窝沟封闭理论知识的理解，初步掌握窝沟封闭的操作方法、步骤及注意事项。

2. 学会无创修复治疗（ART）的适应证和操作方法、步骤及注意事项。

【实训内容】

1. 示教窝沟封闭或 ART 充填并详细讲述操作要领。

2. 同学操作练习，掌握操作方法，体会操作要领，熟悉操作步骤（每人封闭或充填 1 ~ 2 颗恒磨牙）。

3. 老师小结实训中出现的问题，对窝沟封闭或 ART 充填失败病例的原因进行分析。

4. 以小组为单位配制氟化钠漱口水。

【实训器材】

1. 窝沟封闭剂、光固化灯和治疗盘（口镜、探针、镊子和棉卷）。

2. ART 充填材料（玻璃离子粉、液，牙本质处理液），ART 充填器械和树脂条、木楔。

3. 氟化钠、95% 乙醇、香精、糖精、色素、1 mol/L 盐酸、1 mol/L 氢氧化钠、烷基磺酸钠和扭力天平等。

【方法和步骤】

1. 示教窝沟封闭的操作方法和步骤

（1）清洁牙面　在低速手机上装好橡皮杯或小毛刷，蘸上适量摩擦剂清洁牙面。注意不使用含有油质的清洁剂。清洁后水枪冲洗牙面并排唾。

(2)酸蚀牙面　清洁后的牙面即用棉卷隔湿，将牙面吹干后用细毛刷、小棉球或小海绵块蘸酸蚀剂涂布在要封闭的牙面上，酸蚀剂为含磷酸的凝胶或磷酸液，酸蚀面积应为接受封闭的范围，一般为牙尖斜面的2/3，酸蚀时间为30～60 s，注意酸蚀过程中不要擦拭牙面，因为这会破坏酸蚀牙面的结构，降低黏结力。酸蚀剂用量要适当，不要溢出到口腔软组织。

(3)冲洗和干燥　酸蚀后彻底冲洗牙面，这是封闭成功的关键之一，通常加压冲洗10～15 s，去除牙釉质表面的酸蚀剂和反应产物，冲洗后立即交换干棉卷隔湿，随后用压缩空气吹干牙面约15 s，也可采用挥发性强的溶剂如无水乙醇或乙醚辅助干燥，要注意使用的压缩空气不能带有油和水。

酸蚀牙面干燥后呈白雾状外观，如果酸蚀后的牙釉质没有这种现象，应重复酸蚀。操作中要确保酸蚀牙面不被唾液污染，如果发生唾液污染，则应再冲洗牙面后重新进行酸蚀。操作过程中还应注意不能让被封闭者自行吐出隔湿用的棉卷或漱口。

(4)涂布封闭剂　采用自凝封闭剂时，每次封闭之前要取等量A、B组分(分别含引发剂和促进剂)调拌混匀，调拌时要注意掌握速度，以免产生气泡，影响固化质量。自凝封闭剂固化时间一般为1～2 min，通常调拌10～15 s，完全混匀后在45 s内即应涂布，因为此后自凝封闭剂进入初凝阶段，黏度增大，流动性降低，故调拌涂布要掌握好时机，在初凝阶段前完成。

光固封闭剂不需调拌，直接取出涂布在牙面上，如连续封闭多个牙，注意取量不宜过多，光固封闭剂在自然光下也会逐渐凝固。

涂布的方法：用细刷笔、小海绵或制造厂家的专用供应器，将封闭材料涂布在酸蚀牙面上，注意使封闭剂渗入窝沟，排挤出窝沟内的空气，并放置适量封闭材料覆盖全部酸蚀牙面，在不影响咬合的情况下尽可能有一定厚度，有时可能会有高点，但2～3 d就可自然磨去，若涂层太薄就会缺乏足够的抗压强度，容易被咬碎。

(5)固化　自凝封闭剂涂布后1～2 min即可自行固化。光固封闭剂涂布后，立即用可见光源照射，照射距离约离牙尖1 mm，照射时间则根据采用的产品类型与可见光源性能决定，一般为20～40 s。

(6)检查　封闭剂固化后，用探针进行全面检查，了解固化程度和黏结情况，寻找遗漏或未封闭的窝沟并重新封闭，观察有无过多封闭材料和是否需要去除，发现问题及时做出相应处理。

完成封闭的牙还应定期(3个月、半年或一年)复查，观察封闭剂保留情况，脱落时应重做封闭，则封闭剂保留率和龋齿降低率都会得以提高。

2. 同学练习窝沟封闭的临床操作。

3. 示教ART充填的基本方法和操作步骤

(1)复习基本知识

1)ART充填的适应证：① 波及牙本质的龋洞；② 手动器械可进入的龋洞。

2)ART充填不适用于：① 龋患附近有肿胀(脓肿)或瘘管；② 牙髓已经暴露；③ 长期牙疼，牙髓可能有慢性炎症；④ 龋洞明显但手动器械不能进入。

ART充填可以应用于单面洞，尤其适用于恒牙。用于乳牙，ART修复体可以帮助维持一种自然的牙萌出方式而避免恒牙萌出错位。

ART 修复复面洞的成功在很大程度上取决于龋洞的大小和所选用的修复材料。小到中型的复面洞完全可以用 ART 修复,大龋洞以 ART 修复不会维持很长时间。因为目前使用的玻璃离子材料强度不够,不适于大面积修复。

由于 ART 不需要电动牙科设备,几乎可以在任何地方治疗龋洞。ART 不仅可以在牙科诊所中使用,也可以在敬老院、学校和边远地区使用。ART 操作轻柔,更适宜于对那些神经紧张和害怕的患者和儿童进行口腔保健。

(2)操作步骤

1)准备工作　建立一个良好的口内口外工作环境;选择使用合格的标准器械;控制交叉感染;准备玻璃离子材料。

2)ART 修复单面洞　窝洞预备步骤:①沿着需要治疗的牙旁放置棉卷;②用湿棉球去除牙面上的菌斑;③用干棉球擦干牙面;④如果必要,以牙用手斧扩展龋洞入口;⑤从釉牙本质界开始,用挖匙去除龋坏牙本质;⑥用牙用手斧折断失去支持的牙釉质,保证牙釉质不含任何龋坏点;⑦依次用湿的和干的棉球清洁窝洞;⑧小心去除靠近牙髓的腐质;⑨再次用湿棉球清洁窝洞;⑩让患者咬合,检查要修复的牙与对颌牙的关系;⑪用干的棉球干燥窝洞,完成操作过程。

处理窝洞的步骤:①在调和板上滴一滴处理剂;②取一棉球蘸处理剂;③用处理剂清洁窝洞和临近窝沟 10 ~ 15 s;④用棉球蘸清洁水,立即清洗窝洞和窝沟至少两次;⑤用干棉球擦干窝洞;⑥如果处理过的窝洞被唾液和(或)血污染,则重复步骤③ ~ ⑤。

充填窝洞的步骤:①检查所有需用器械和材料并做好准备;②确保修复过程中牙保持干燥;③按照使用说明,混合玻璃离子修复材料;④用雕刻刀的钝头向窝洞和临近窝沟中放入少量混合物,用中号挖匙的凸面推压混合物至窝洞深部和任何悬突下方;⑤在戴手套的示指上涂一些凡士林;⑥将示指放在修复材料上加压几秒钟后从侧方移开;⑦用中号或大号挖匙去除明显多余的玻璃离子;⑧等 1 ~ 2 min 至感觉材料硬固,同时保持牙干燥;⑨用咬合纸检查咬合,必要时用雕刻刀调整修复体的高度;⑩涂一层凡士林;⑪取出棉卷,嘱患者 1 h 内不要进食。

4. 同学实习无创修复治疗的临床操作。

5. 老师讲解漱口水配制方法和仪器使用方法。

(1)0.2% 氟化钠漱口水配方:

氟化钠(分析纯)	0.2 g
95% 乙醇	2 mL
10% 烷基磺酸钠	2 mL
10% 糖精	2 mL
香精	适量
色素	适量
蒸馏水	加至 100 mL

(2)用 pH 试纸测定溶液的 pH 值,pH 值应为中性,必要时可用 1 mol/L 的盐酸或

氢氧化钠调节至中性。

【注意事项】

遵守实训室有关安全操作的规定。

【评定】

评定学生对窝沟封闭、无创修复治疗与氟防龋措施掌握情况。

窝沟封闭、无创修复治疗与氟防龋措施评分

内容	分值	得分
1. 准备工作	2	
2. ART 修复单面洞:窝洞预备步骤	2	
3. 充填窝洞的步骤	2	
4. 同学实习无创修复治疗的临床操作	2	
5. 老师讲解漱口水配制方法和仪器使用方法	2	

学生姓名:　　　　评分:

班级:　　　　教师签名:

日期:

实训九　牙周疾病预防(控制牙菌斑)

【目的和要求】

1. 学会牙周疾病初级预防的原则与方法。

2. 学会有效清除牙菌斑的刷牙方法。

【实训内容】

1. 复习牙周疾病预防的理论知识。

2. 控制牙菌斑的方法(演示与讨论)。

(1)机械方法　刷牙(Bass 法和 Roll 法等)、牙线(含蜡牙线和药物牙线)、牙签(保健牙签和普通牙签)。

(2)化学及其他方法　全身和局部用药(抗菌素和其他药物)、口腔药物漱口、牙周袋药物冲洗。

3. 保健牙刷的标准与牙周健康的关系。

4. 洁牙剂的种类与成分(含氟牙膏和药物牙膏)。

5. 辅导社区人群使用有效刷牙方法。

【实训器材】

刷牙模型,各种牙刷、牙膏、牙线和牙签,菌斑显示剂等。

【方法和步骤】

1. 老师讲解控制牙菌斑的方法，同学重点掌握刷牙方法(演示与讨论)。

2. 同学自己刷牙前后使用牙菌斑显示剂显示口腔内菌斑附着情况，了解和体会刷牙的重点部位和清除牙菌斑的效果。

3. 到社区人群中(主要是幼儿园和小学的儿童)辅导使用有效刷牙方法。辅导中应注意以下几点：

(1)根据不同对象采取有针对性的科普方法，如对幼儿园儿童要用儿童语言多做形象动作的方法进行。对小学生以儿歌和刷牙操的形式较好，如“上牙从上往下刷，下牙从下往上刷，咬东西的牙面来回刷，里里外外都刷到，早晚刷牙很重要”对刷牙方法不正确的要手把手的纠正。

(2)有条件的社区人群可以在刷牙前后使用牙菌斑显示剂以检查刷牙效果。

(3)含氟牙膏用量问题：儿童用含氟牙膏只要黄豆粒大小的量即可，不宜过量。成人用牙刷头一半的量也足够了，无需牙刷上挤满牙膏。

【注意事项】

解决好刷牙漱口后的污物处理。

【评定】

评定学生对菌斑控制掌握情况。

牙周疾病预防评分

内容	分值	得分
1. 牙菌斑显示剂显示口腔内菌斑附着情况	1	
2. 菌斑染色	2	
3. 刷牙：学生自我练习实践各种刷牙方法	2	
4. 牙线的使用	2	
5. 牙签的使用	2	
6. 检查刷牙效果	1	

学生姓名：　　　　评分：

班级：　　　　教师签名：

日期：

参考文献

[1]岳林. 实践技能应试指南[M]. 北京:人民卫生出版社,2010.
[2]王嘉德. 口腔医学实验教程[M]. 3 版. 北京:人民卫生出版社,2008.
[3]许复贞. 牙体解剖与雕刻技术[M]. 北京:中国医药科技出版社,2011.
[4]郑艳. 口腔内科学[M]. 2 版. 北京:人民卫生出版社,2010.
[5]樊明文. 牙体牙髓病学[M]. 3 版. 北京:人民卫生出版社,2008.
[6]孟焕新. 牙周病学[M]. 3 版. 北京:人民卫生出版社,2009.
[7]马莉. 口腔解剖生理学[M]. 2 版. 北京:人民卫生出版社,2010.
[8]赵铱民. 口腔修复学[M]. 6 版. 北京:人民卫生出版社,2010.
[9]姚江武. 口腔技工工艺学[M]. 北京:北京科学技术出版社,2007.
[10]宋晓陵. 口腔组织病理学[M]. 2 版. 北京:人民卫生出版社,2010.
[11]万前程. 口腔颌面外科学[M]. 2 版. 北京:人民卫生出版社,2010.
[12]李月. 口腔预防医学[M]. 2 版. 北京:人民卫生出版社,2010.
[13]赵高峰. 口腔正畸学[M]. 2 版. 北京:人民卫生出版社,2010.
[14]王荃. 口腔材料学[M]. 2 版. 北京:人民卫生出版社,2010.
[15]马绪臣. 口腔颌面医学影像诊断学[M]. 5 版. 北京:人民卫生出版社,2008.